U0772263

本书是国家自然科学基金项目（项目批准号：71403032）的研究成果。

■ 陈艳 著

农村老年人精神卫生资源配置与利用研究

中央编译出版社
CCTP
Central Compilation & Translation Press

图书在版编目（CIP）数据

农村老年人精神卫生资源配置与利用研究 / 陈艳著 .
-- 北京：中央编译出版社，2017.6
ISBN 978-7-5117-3290-3

Ⅰ . ①农…
Ⅱ . ①陈…
Ⅲ . ①农村—老年人—精神卫生—资源配置—研究—中国
Ⅳ . ① R749

中国版本图书馆 CIP 数据核字 (2017) 第 047267 号

农村老年人精神卫生资源配置与利用研究

出　版　人：葛海彦
出版统筹：贾宇琰
责任编辑：曲建文
执行编辑：程　彤
责任印制：尹　珺
出版发行：中央编译出版社
地　　　址：北京西城区车公庄大街乙 5 号鸿儒大厦 B 座（100044）
电　　　话：（010）52612345（总编室）　　　　（010）52612370（编辑室）
　　　　　　（010）52612316（发行部）　　　　（010）52612346（馆配部）
传　　　真：（010）66515838
经　　　销：全国新华书店
印　　　刷：北京天正元印务有限公司
开　　　本：710 毫米 × 1000 毫米　1/16
字　　　数：221 千字
印　　　张：12
版　　　次：2017 年 6 月第 1 版第 1 次印刷
定　　　价：38.00 元

网　　　址：www.cctphome.com　　　邮　　箱：cctp@cctphome.com
新浪微博：@中央编译出版社　　　微　　信：中央编译出版社（ID：cctphome）
淘宝店铺：中央编译出版社直销店（http://shop108367160.taobao.com）（010）55626985

本社常年法律顾问：北京市吴栾赵阎律师事务所律师　闫军　梁勤
凡有印装质量问题，本社负责调换，电话：（010）55626985

前　言

研究背景与目的

　　老年人群是各类精神障碍患病的高危人群，我国老年人口多，且农村人口老龄化高于城镇。本研究样本地区湖南省的农村老年人口基数大、增速快，精神障碍患病率高但治疗率低。如何从国家和社会的宏观层面推动农村老年人精神卫生资源和服务供给的均衡性，是老龄化加剧趋势下亟待解决的现实问题。本研究以湖南省农村老年人精神健康服务需求和县域精神卫生资源的调查数据为基础，以精神健康服务需求的总体特征及相关因素对需求的影响为依据，采用定性与定量相结合的方法，对湖南省农村老年人精神卫生服务需求、县域精神卫生资源及老年人精神卫生服务利用情况进行描述统计和地区比较，厘清精神卫生资源与社会因素、精神卫生服务需求的关系，并重点揭示湖南农村精神卫生资源及老年人精神卫生服务利用的影响因素和该领域当前急需解决的问题，提出促进农村精神卫生资源均衡配置和老年人精神卫生服务利用体系可持续发展的对策建议，为应对人口老龄化、保障农村老年人精神健康权利、促进精神卫生服务供需平衡提供决策咨询依据和政策建议。

研究方法

　　采用自制问卷调查湖南省农村老年人一般人口学特征、生活质量情况、对精神健康知识知晓情况、精神健康状况、精神卫生服务状况等内容进行描述性分析，分类组间差异的比较采用方差分析。采用自制调查表调查湖南省县域精神卫生机构人力、物力、财力、老年人精神卫生服务利用四类数据，对精神卫生资源配置现状、地理密度、人口密度、服务可及性进行描述性统计分析和地区间比较分析，采用洛伦兹曲线和基尼系数进行地理公平性和人口公平性评价。对县域经济状况、县域地理特征、县域精神卫生制度、县域卫生资源等相关社会因素进行描述性统计分析和地区间比较分析,在 SPSS18.0 软件中采用 Spearman 相关分析方法探讨农村精神卫生资源配置与相关社会因素之间的关系,对农村精神卫生资源配置与老年人精神健康服务需求进行定性分析。

研究结果

(1) 湖南省农村老年人精神健康服务需求情况:①湖南省农村老年人群对精神卫生知识的知晓情况普遍较差,且获取相关知识的渠道十分狭窄,通过医务人员获得精神卫生知识的不到 20%。②湖南省农村老年人精神障碍患病率较高,1891 份有效样本中有 297 例符合 CCMD-3 诊断标准,推算患病率达到 15.71%。③低年龄段、文化程度高、经济收入高、生活质量好的老年人精神健康服务需求程度相对较高,60—69 岁年龄段中 28.06% 的老年人倾向于选择去医院治疗;文盲、小学和初中、高中和中专、大专及以上四类人群中分别有 36.84%、65.42%、64.29% 和 79.17% 的人认为有必要在本县设立精神卫生服务网点;在 ≤200 元/月、200 元—399 元/月、≥400 元/月的三个收入层次中分别有 20.95%、81.36%、77.78% 的人认为有必要在县域内设立精神卫生服务网点。

(2) 湖南农村精神卫生资源及老年人精神卫生服务利用情况:① 湖南省县域精神卫生服务网点覆盖率较低,可及性较差。全省 86 个县市中仅有 44 个县市分布着 52 家精神卫生机构,县域网点布点率约为 51.16%,长株潭、环长株潭、湘南、湘西四大片区的县域网点布点率分别为 72.73%、78.57%、50.00%、17.24%;42 个网点空白县市常住人口约 1894.3 万人,地理面积约为 8.13 万平方公里,即约 37.53% 的县域人口在本县市找不到精神卫生服务网点,约 42.58%的县域面积为精神卫生服务网点空白区。② 湖南省县域精神卫生资源配置的空间差异较大,人口公平性与地理公平性均较差。全省 52 家县域精神卫生机构医师 882 人、护士 960 人,医师、护士的人口分布密度永顺县最高,每 10 万人口 34.60 人、14.63 人,汉寿县最低,每 10 万人口 0.25 人、0.25 人;医师、护士的地理分布密度冷水江市最高,每千平方公里 54.67 人、95.67 人,医师的地理分布密度道县最低,每千平方公里 0.82 人,护士的地理分布密度汉寿县最低,每千平方公里 0.98 人。52 家机构实际开放床位 6265 张,床位的人口分布密度永顺县最高,每 10 万人口 130.05 张,东安县最低,每 10 万人口 2.73 张;床位的地理分布密度冷水江市最高,每千平方公里 455.58 张,东安县最低,每千平方公里 6.76 张。33 家精神卫生专科机构的财政补助收入占总收入的比重为 13.85%，其中比重在 20% 以上的仅有 8 家，获得上级补助收入的机构仅有 9 家，医疗收入占总收入比重达到 50% 以上的有 24 家，医保及病人欠费占总收入比重达到 10% 以上的有 8 家，仅有 9 家没有欠费情况。在县域精神卫生机构、人力、床位资源按人口和地理分布的洛仑兹曲线图中，曲线与对角线均有较大偏差，机构、医师、护士、床位资源在人口配置上的基尼系数分别为 0.555、0.664、0.622、0.617，在地理配置上的基尼系数分别为 0.614、0.693、0.664、0.654。③ 25826 名县域精神卫生机构就诊患者中≥60 岁老年就诊患者仅有 4162 名，占比 16.12%。4162 名老年就诊患者中四大片区分别有 2331 人、1180 人、101 人、550 人，占比分别为 56.01%、28.35%、2.43%、13.21%；本县和外地老年就诊患者分别有 3996 名和 166 名，占比分别为 96.01% 和 4.39%。4162 名老年就诊患者中病种分布前五位是精神分裂症（含分裂样精神病）、老年痴呆症、神经症、抑郁症、偏执型精神障碍，分别占比 78.83%、2.16%、1.47%、1.35%、1.15%。

（3）湖南农村精神卫生资源及老年人精神卫生服务利用与社会因素的关系情况：Spearman 相关分析结果显示，县域精神卫生机构、医护、总收入、财政补助收入、收支结余、床位数与县域经济因素中的各县市地区生产总值、地方财政收入、地方财政支出有相关性；老年就诊患者人数及其占比与各县市地区生产总值、地方财政支出有相关性。医护、总收入、财政补助收入与县域地理因素中的县市与省会城市距离有相关性。机构、医护、总收入、财政补助收入、收支结余、床位、老年就诊患者人数及其占比与县域精神卫生制度因素中的县市是否有精神卫生领导组织、是否有专职管理人员、是否有精神卫生相关人才培训有相关性。医护、总收入、财政补助收入、收支结余、床位、老年就诊患者人数及其占比与县域卫生资源中的县域卫生机构数、床位数、卫技人员数有相关性。精神卫生资源与老年人精神健康服务需求相关。

研究结论

（1）湖南省农村老年人精神卫生知识知晓情况差，精神障碍患病率高，因此需要利用精神卫生服务的老年人很多，但他们对精神健康服务需求的主观判断能力较弱，满足能力不足，因此能够利用精神卫生服务的老年人很少。

（2）湖南省县域精神卫生服务网点覆盖率低，资源总量严重不足，可及性差，空间差异较大，人口公平性与地理公平性均较差，县域精神卫生机构是本地老年人寻求精神卫生服务的主要选择，但目前老年人服务利用不足，农村老年人精神卫生服务还处于供需双低的困境。

（3）县域经济水平低、地理位置偏远、县域精神卫生制度不健全、卫生资源不足、老年人精神卫生服务利用率低是农村精神卫生资源配置的阻碍因素。

（4）要促进我国农村精神卫生资源均衡配置及老年人积极利用精神卫生服务，应坚持中央政府的顶层设计主导地位，实现全国一致性的制度保障；坚持地方政府的政策执行主体地位，保证精神卫生在地方发展中的话语权；坚持精神卫生机构的服务主体地位，促进县域精神卫生机构可持续发展；坚持老年人的精神健康主体地位，提高老年人对精神健康服务需求的判断能力和满足能力。

目　录

第一章　绪论

第一节　研究背景

一、精神疾病负担日趋严重

精神健康是健康的重要组成部分，精神障碍是导致疾病负担和残障的主要原因。[①] 在经济社会迅速发展的当今时代，随着人们工作和生活节奏的加快，人们所背负的各种压力不仅大大增加，而且因各种压力因素诱发的精神障碍人群数量在日趋增多的同时，因精神健康问题引发的社会问题也越来越严重，其中，就疾病负担而言，由其所造成的疾病负担不仅居于世界其他病种的首位，而且使各国政府财政背上了沉重的包袱。据世界卫生组织（WHO）预测，到 2020 年抑郁症将成为全球第二大疾病，各年龄阶段的人群皆会出现大批患者。[②] 据其推算，2020 年全球精神疾病占全部疾病负担的比例将由 1990 年的 11.00% 升至 15.00%。[③] 此外，许多研究数据亦显示我国精神障碍同样呈高发态势。据 2004 年 WHO 对我国北京和上海两个地区的精神疾病流行病学调查表明，我国精神疾病患病率约为 7.00%，平均每年因精神疾病患者而造成的工作损失达 7.1 亿个工

[①] 肖水源：《我国精神卫生服务面临的重要挑战》，《中国心理卫生杂志》2009 年第 12 期。

[②] 青木、刘皓然：《精神疾病困扰三成欧洲人》，新华网 2011 年 9 月 8 日（http://news. xinhuanet. com/world/2011-09/08/c_ 122002544. htm）。

[③] Shen Y C, Zhang M Y, Huang Y Q, et al. Twelve Month Prevalence, Severity, and Unmet Need for Treatment of Mental Disorders in Metropolitan China. *Psychological Medicine*, Vol. 36, No. 2, 2006.

作日，折合成正常劳力人数达 193 万人年①；我国疾病预防控制中心公布的保守估计数据亦显示，目前我国有超过 1 亿人规模的各类精神疾病，其中重性精神障碍患者达 1600 万人②；另外还有一些研究表明，目前我国因精神障碍所造成的疾病负担约占我国疾病总负担的五分之一，并预计至 2020 年，这一比率将升至四分之一。精神障碍不仅会使患者社会功能缺损，日常生活及劳动技能衰退，而且会对患者本人及其家庭造成沉重的经济负担（如因病返贫）和精神压力。更为严重的是，还会危及社会的公共安全和社会的和谐稳定。基于此，精神卫生问题成为当前国际社会和我国社会最重要的公共卫生问题和突出的社会问题已为世人所共识。

二、精神卫生服务供需差距显著

我国精神障碍患病率高、治疗率低是精神卫生领域面临的主要问题之一。调查显示，我国有 80% 以上的精神疾病患者未得到有效治疗③，有至少 5600 万人没有利用过任何相关医疗卫生服务，即便是需要接受强制治疗的重性精神障碍患者，接受过专业精神卫生服务的比例也极低，大约为每 4 人中有 1 人接受过。④我国精神障碍患病率与治疗率之间之所以存在这种巨大的数字鸿沟，与精神卫生服务供给有密切关系。一是精神卫生投入总量不足。例如仅以重性患者计算，2011 年全国精神卫生床位数与病人之比约为 1∶75⑤，以每张床一年轮转治疗 8 例⑥计算，这些精神疾病患者约需 10 年才能轮转一次，如果加上其他种类精神疾病患者，床位供需缺口可能会非常大。原卫生部部长陈竺在 2012 年天津夏季达沃斯论坛的报告显示，2010 年我国卫生总费用占 GDP 的比重（5.1%）比低收入

---

① WHO.Mental Health：New Understanding, New Hope. *The World Health Report*. Geneva：World Health Organization，2001.

② 《报告称中国精神病患者已逾 1 亿人，重性病患超 1600 万》，《法制晚报》2010 年 10 月（http：//news.ifeng.com/mainland/detail_ 2010_ 10/10/2737552_ 0.shtml）。

③ 孙永发、惠文、吴华章：《精神卫生人力资源存在的问题及其政策分析》，《卫生经济研究》2012 年第 2 期。

④ 徐迎华：《南昌市精神卫生服务的现状及改善对策研究》，MPA 研究生论文，南昌大学，2010 年，第 2 页。

⑤ 中华人民共和国卫生部主编：《2011 年中国卫生统计年鉴》，中国知网（http：//tongji.cnki.net/kns55/Navi/YearBook.aspx？id＝N2012030035&floor＝1）。

⑥ 陈希希、肖水源、陈小春：《湖南省精神卫生服务现状及对策研究》，《中国医师杂志》2004 年第 1 期。

国家的平均比重（6.2%）和高收入国家的平均比重（8.1%）都低。① 在总体不足的卫生投入中，投给弱势地位的精神卫生服务的经费则更加有限。据世界卫生组织 2005 年公布的数据显示，美国、英国、澳大利亚、新加坡、日本的精神卫生专项预算占卫生总预算的比例分别为 6%、10%、9.6%、6.1%、5%，而我国仅为 2.35%；另有调查显示，发达国家对精神卫生的投入占精神卫生机构总收入的比例始终维持在 80% 以上，我国精神卫生发展相对较好的上海也仅为21.37%。② 此外，我国精神卫生服务的人力资源（医生和护士）长期低水平发展，与全球平均水平的差距比较大，仅为全球平均数的三分之一和五分之一③，而且多年来发展极为缓慢。二是精神卫生资源配置结构失衡。我国分配到农村地区的卫生经费比例明显过低，全国财政用于城市医疗机构和农村医疗机构的比例分别为 78.74% 和 21.26%。④ 一直未受到足够重视的精神卫生服务经费投入占比本来就很小，与卫生总投入的城乡结构相比，用于农村精神卫生服务体系的投入则显得更少。通过对我国精神卫生资源进行空间配置分析发现，全国精神卫生资源以东部地区最高，总体上由东部向中西部递减，各省则大多以省会为中心，向偏远地区递减，形成由中心地区到外围地区的多层次空间非均衡分布特征，许多落后地区、边远地区、农村地区（尤其是农村中的边远山区），精神卫生资源极少甚至没有。

三、农村老年人精神卫生资源配置与利用问题未获足够重视

我国精神卫生资源的总量不足不仅使精神卫生服务的功能无法细化，而且导致专门针对老年精神障碍人群的专科服务欠缺。即便精神卫生资源相对充足的浙江省也仅有 6.9% 的精神科医生和 4.6% 的精神科床位为老年人服务。从住院情况看，我国北京安定医院、黑龙江省精神病医院的研究数据显示，老年患者占同期住院病人总数的比例不到 1%，而许多发达国家这一比例约为 1/3，英国甚至有

---

① 《卫生部部长：我国卫生总费用占 GDP 比重仅 5.1%》，中国经济网 2012 年 9 月（http://www.ce.cn/xwzx/shgj/gdxw/201209/12/t20120912_ 23673318. shtml）。

② 陈洋、詹国芳、张云婷等：《上海市 19 个区县精神卫生服务筹资状况调查》，《上海交通大学学报（医学版）》2010 年第 8 期。

③ 杜舒宁、王健：《我国农村精神卫生服务供给、利用情况分析》，《中国社会医学杂志》2011 年第 4 期。

④ 兰迎春、王敏、徐秋云、陈丽：《新医改背景下政府卫生投入的现状分析及路径选择》，《中国农村卫生事业管理》2012 年第 1 期。

半数床位是专为老年人设置的老年病床。① 精神卫生资源普遍匮乏和结构失衡带来的精神卫生服务供给严重不足是我国老年人精神障碍患病率与治疗率之间存在巨大差距的重要原因。

基于上述分析不难看出，我国农村精神卫生资源及老年人精神卫生服务利用领域存在诸多不利因素，农村老年人精神卫生预防、治疗、康复服务仍然是薄弱区，一部分农村地区甚至是精神卫生资源空白区，那里的老年人几乎被排斥在精神卫生服务体系之外。对农村精神卫生资源的这种配置，不仅使农村老年人精神卫生预防、治疗、康复服务难以落到实处，而且导致这群人对精神健康问题的关注度、认知度及服务利用度都极低。一项针对农村老年人精神卫生服务需求与利用情况的调查发现，在受访的 914 名老年人中，诊断有精神障碍的 146 人（15.97%），914 人中仅有 6 人利用过精神卫生服务，146 人中仅有 2 人利用过精神卫生服务。将近一半（42.8%）的调查对象对获取精神卫生知识持"无所谓"的态度，仅 6.1% 表示需要精神卫生服务。② 一项以安徽省农村老年人为样本的精神障碍问题调查结果显示，935 名老年人中被诊断为精神障碍的有 158 人，患病率约为 16.9%。上述调查样本人群中仅有 0.7% 的老年人曾经寻求过精神卫生服务，14.1% 的老年人表示需要精神卫生服务时会主动寻求服务。进一步分析的结果显示，"对此项服务不了解"是老年人不主动寻求精神卫生服务的主要原因，占 78.8%，其次是因为"经济困难"，占 29.2%。③ 在危害农村老年人精神健康的疾病种类中，抑郁症居于首位。一项以浏阳市农村老年人为样本的情绪问题评估调查发现，样本中的重性抑郁障碍的现患率为 6.8%，一般抑郁症的现患率为 12.8%。一年后的追踪调查发现，老年重性抑郁障碍人群在该年份内不仅没有人接受过专业的精神卫生服务，而且在他们的社会联系中也没有人识别他们的情绪有问题。④ 另有一项相关研究中被调查的老年患者中亦只有 3.4% 的人曾寻求过

---

① 姚万国：《老年期精神障碍 10 年间住院概况分析》，《中国民康医学杂志》2005 年第 3 期。

② 马颖、胡志、朱傲荣等：《农村社区老年人精神卫生服务需求与利用情况调查分析》，《中国农村卫生事业管理》2013 年第 5 期。

③ 刘祝明：《安徽省某农村社区老年人精神障碍患病率、影响因素及精神卫生服务调查研究》，硕士论文，安徽医科大学，2010 年，第 2 页。

④ 胡宓：《社会联系、社会支持与农村老年人情绪问题相关研究》，博士论文，中南大学，2012 年，第 2 页。

精神卫生专业服务。[1] 农村老年人精神卫生资源严重缺乏，没有能够承担相应服务职责的载体，全国 2/3 区县无任何精神科床位。[2] 落后地区、偏远地区、农村地区的老年人精神健康服务意识与需求满足状况令人堪忧。

四、农村老年人精神健康问题越来越复杂

随着全球人口老龄化发展趋势的加快，精神卫生问题中的老年精神障碍患者人数亦日趋增多，尤其是老年人口多而精神卫生资源十分匮乏的农村地区，老年人精神卫生领域面临的问题更加突出。老年人作为各类精神障碍患病的高危人群，其日趋增多的趋势，不仅引起国际社会的高度关注，同时亦引起我国政府的高度重视。据调查显示，全世界目前有 85% 的老年人或多或少存在不同程度的心理障碍，如轻度抑郁症、轻度的精神分裂症以及老年痴呆症等。[3] 1990 年至 2010年间，我国患老年痴呆的病人从最初的 368 万人增加到了 2010 年的 919 万人[4]；2010 年全球疾病负担报告显示我国的阿尔茨海默症疾病负担在 20 年间增加了95%；目前我国农村老年痴呆患病率已达到 6.05%。[5] 我国是世界上老年人口最多、增长速度最快的国家之一，农村人口老龄化高于城镇又是我国人口老龄化的突出特点之一。[6] 我国第六次全国人口普查数据显示，60 岁及以上老年人占全国总人口的 13.32%，其中接近 70% 为农村人口。[7] 根据我国老龄委办公室 2013 年公布的数据，预计到 2050 年左右，我国老年人口将达到全国人口的三分之一。

---

① Phillips MR, Zhang J, Shi Q, et al. Prevalence, Treatment, and Associated Disability of Mental Disorders in Four Provinces in China During 2001-05: an Epidemiological Survey. *The Lancet*, Vol.373, No.9680, 2009.

② 马宁、严俊、马弘等：《2010 年中国精神卫生机构和床位资源现状分析》，《中国心理卫生杂志》2012 年第 12 期。

③ Bohlmeijer E, Smit F, Cuijpers P. Effects of Reminiscence and Life Review on Late-life Depression: a Meta-analysis. *International Journal of Geriatric Psychiatry*, Vol.18, No.12, Dec 2003.

④ Chan KY, Wang W, Wu JJ, et al. Epidemiology of Alzheimer′s Disease and Other Forms of Dementia in China, 1990-2010: a Systematic Review and Analysis. *The Lancet*, Vol.381, No.9882, 2013.

⑤ Jia J, Wang F, Wei C, et al. The Prevalence of Dementia in Urban and Rural Areas of China. Alzheimer′s & Dementia. *The Journal of the Alzheimer′s Association*, Vol.10, No.1, 2014.

⑥ 邵兴华：《农村人口老龄化若干问题研究》，《中共铜仁地委党校学报》2007 年第 1期。

⑦ 蔡茜、向华丽：《我国农村老龄化现状和发展趋势分析》，《湖北职业技术学院学报》2013 年第 3 期。

湖南省老龄办公布的数据显示，1996 年进入人口老龄化社会的湖南省，不仅比全国进入老龄化社会的时间提前了整整 3 年，而且在老龄人口比上也远远高于全国的平均水平，截止 2012 年底，全省 60 岁以上老年人口达到 1033 万人，占常住人口的 15.56%，高出全国老龄人口平均水平近 2 个百分点。其中 80 岁以上的高龄老人超过 120 万，高出全国高龄老人平均水平近 1.5 个百分点。另外，根据 2010 年第六次全国人口普查数据，湖南省 60 岁以上的农村老年人口为 602.56 万人，占全省老年人口总数的 63.06%，80 岁以上的高龄老人 74.1 万人，占高龄老人总数的 65.65%。① 随着我国社会变迁加剧，人民价值观念和生活方式转变，大规模的青壮年移民和人口流动使得庞大的老年人群体不得不留守农村，这已经成为一个很重要的社会化问题，同时，也使农村老年人所面临的精神健康危险因素变得日趋复杂。然而，在现实面前，大部分农村老年人缺乏应对这些变化的能力和资源，因此，这一人群的精神健康问题将随着人口老龄化的加剧和社会的变迁而变得更加严重。

第二节　研究目的

本研究以公共卫生理论、健康权利理论、公共产品理论、公共伦理学、系统论等为理论视角，以湖南省农村老年人精神健康服务需求和县域精神卫生资源的调查数据为基础，以精神健康服务需求的总体特征及相关因素对需求的影响为依据，采用定性与定量相结合的方法，对湖南省农村老年人精神卫生服务需求与县域精神卫生资源配置进行统计描述和地区比较，厘清精神卫生资源与社会因素、精神卫生服务需求的关系，并在重点揭示湖南农村老年人精神卫生资源配置与利用的影响因素及当前急需解决的问题的同时，提出促进农村老年人精神卫生资源均衡配置和服务体系可持续发展的对策建议，为应对人口老龄化、保障农村老年人精神健康权利、促进精神卫生服务供需平衡提供决策咨询依据和政策建议。本研究尝试通过对上述内容的研究实现如下研究目的：

一是以农村老年人精神健康服务需求调查数据为基础，分析农村老年人精神健康服务需求的总体特征，及本县市有无精神卫生资源、精神卫生知识知晓率、经济收入等对农村老年人精神健康服务需求的影响。

---

① 陈毅华、李永胜：《湖南农村老年社会保障现状和对策研究》，湖南老龄网 2014 年 3 月（http://hunanllw.mca.gov.cn/article/llyj/201403/20140300596455.shtml）。

二是以县域精神卫生机构的资源调查数据为基础，对农村精神卫生资源及老年人精神卫生服务利用现状进行描述性统计分析以获得其总体特征，对农村精神卫生资源及老年人精神卫生服务利用情况进行地区比较分析以获得其地理空间特征。

三是通过对县域经济水平、地理特征、精神卫生制度状况、卫生资源状况、需求状况等与精神卫生资源的关系分析，探讨农村精神卫生资源及老年人精神卫生服务利用的影响因素及当前亟待解决的问题。

四是针对上述分析梳理的问题，提出促进农村老年人精神卫生服务体系可持续发展的政策性建议。

第三节　研究意义

一项关于接受精神卫生专科服务的重性精神疾病患者与接受初级卫生服务的轻度精神疾病患者的比较研究发现，老年人是精神健康的脆弱群体，他们需要专门的集成化精神卫生服务模式。[1] 据有关研究显示，对精神病人家庭按需求给予专业护理干预，不仅能使精神病人在家庭中得到更好的照护，减少复发，而且其主要照护者的心理健康亦能得到改善的同时，还能更好发挥家庭护理的良好作用。[2] 在另一项老年抑郁障碍社区合作性管理模式研究中，通过分析半年随访数据发现，定期接受精神卫生专科服务的实验组被试半年后抑郁症状较对照组有显著减少，生活质量得到改善，对抑郁症和抗抑郁治疗歧视减少。[3] 因此，为老年抑郁患者提供普遍可及的专科服务，对普及精神卫生知识，提高健康意识，减少偏见或歧视或就诊不便利等因素造成的诊治率低下问题，减轻抑郁症状，提高居民对精神健康问题的关注度和认知度等，具有十分重要的意义。本研究以县乡两级精神卫生机构的精神卫生资源横断面数据、农村老年人对精神健康服务需求的主观评价结果及样本地区的县域经济水平、精神卫生制度、地理特征、一般卫生

① Hendrie HC, Lindgren D, Hay DP, Lane KA, Gao S, Purnell C, Munger S, Smith F, Dickens J, Boustani MA, Callahan CM. Comorbidity profile and Healthcare Utilization in Elderly Patients With Serious Mental Illnesses. *The American Journal of Geriatric Psychiatry*, Vol.21, No.12, Dec 2013.

② 封晓朋：《高汝兰·首发精神病人家庭护理需求调查及干预》，《中国民康医学杂志》2004年第10期。

③ 方瑜：《老年抑郁障碍社区合作性管理模式的实证研究》，硕士论文，安徽医科大学，2013年，第3页。

资源等数据为分析对象，对农村老年人精神健康服务需求、县域精神卫生资源配置、县域社会因素进行调查和分析，并对三者之间的关系进行探讨，提炼出农村精神卫生资源及老年人精神卫生服务利用的影响因素及存在的系列现实问题，并在对现实问题进行分析和筛选的基础上，对农村老年人精神卫生资源均等化配置提出政策建议。因此本研究的意义主要包括以下两方面。

一、理论意义

（一）将社会因素、农村精神卫生资源及老年人精神卫生服务利用、精神健康服务需求三者结合起来进行分析，从地方和个体两个层次对农村精神卫生资源及老年人精神卫生服务利用的影响因素进行深入研究，并以此为基础对农村精神卫生资源及老年人精神卫生服务利用的系列问题进行筛选和排序，为逐步解决上述问题提出政策建议，丰富了研究内容，改变以往对精神卫生服务需求与精神卫生资源配置一分为二的研究方式，有助于弥补现有精神卫生资源配置研究中重数据统计轻综合分析、重事实调查轻政策探索的缺陷。

（二）将社会因素作为变量进行分析时采用地理空间比较和知识溢出等空间经济学视角，并以县市为分析的最小行政区划，丰富了精神卫生领域的研究视角，改变以往精神卫生资源配置地区比较研究中大多以省域为分析单位的研究偏好，有利于避免统计范围过大时的研究缺陷。

（三）根据公共卫生理论、健康权利理论、公共产品理论、公共伦理学、系统论等构建理论基础，着重研究农村精神卫生资源及老年人精神卫生服务利用领域的大卫生观和政府责任，丰富了精神卫生资源配置研究领域的理论基础。

二、实践意义

（一）尽早治疗和正确治疗是保证精神疾病治疗效果的重要法则，但当前农村精神卫生资源的匮乏使得老年人及其家属严重缺乏需求识别能力，大多将精神活动异常视为正常衰老，本项目的研究有助于探索促进农村老年人精神卫生服务发展的政府及社会干预手段，通过精神卫生资源的均衡配置为早发现早诊断早治疗提供专业支持，有利于改善最广范围的农村老年患者结局。

（二）对农村老年人精神卫生资源配置与利用及精神健康服务需求进行实地调查，与社会因素一起置于同一个框架内进行综合分析，并提炼出系列现实问题，其结果有助于为精神卫生工作体系的发展和完善提供新的着力点，为有针对性地配置精神卫生资源以促进精神卫生服务供求平衡和公共服务均等化提供实证依据。

（三）专门针对老年人精神卫生服务需求与精神卫生资源配置情况进行研究，并进行县域比较分析，弥补了现有研究对农村老年人尤其是从未接受医疗照顾的农村老年群体关注不足的缺陷，对于从精神卫生服务视角主动积极应对老龄化具有重要意义。

（四）精神疾病病因十分复杂，很多都是个人能力无法控制的，而且病程长，治疗和照护的经济负担、时间成本、心理压力都十分沉重，使得患者家庭中的年轻一代难以安心工作，当此类家庭持续增多时，社会经济发展的整体水平必将受损。本研究尝试从国家和社会层面提出对策建议以促进农村老年人精神卫生服务供给与服务利用问题的解决，有利于以公共权力方式解决老年患者家庭的后顾之忧、分担家庭的治疗和照护压力，推动社会和谐发展和资源分配优化。

第四节　国内外研究进展及评述

一、国内外研究进展

（一）农村老年人精神健康服务需求及精神障碍患病状况研究

英国医学研究委员会（U.K.Medical Research Council，MRC）把健康服务需求界定为：需求是当前患者的功能由可以挽回的（或潜在的）原因降至某一特定水平以下或危险因素达到某一特定水平所引起的。[1] 对精神健康服务需求的研究，主要是根据精神障碍流行病学调查数据对患病人群状况（如比例、人数）和精神卫生服务需求进行估算，如通过发病率和流行率来估计该地区心理健康服务利用的共变关系等。[2] 英国2009年制订的新国家战略New Horizons中将精神健康需求评估作为一个重要部分，强调其能够表明人们现今和将来的精神需求并为精神健

---

① 罗鸣春：《中国青少年心理健康服务需求现状研究》，博士论文，西南大学，2010年，第4页。

② 罗鸣春：《中国青少年心理健康服务需求现状研究》，博士论文，西南大学，2010年，第9页。

康医疗服务指引方向。① 对精神健康需求的评定模式主要有 5 种②：常规资料（routine data approaches）、消费调查（consumer surveys approaches）、对比与合并取向（comparative and ecorporate approaches）、服务需求模型（modeling need for services）、总人口调查（surveys of the general population）。这五种模式主要是从群体和个体水平上对精神健康需求进行研究，群体水平的研究主要包括流行病学调查、资源使用调查等数据分析；个体水平上的需求指标包括功能、症状、诊断、生活质量和可得到的服务等。此外，澳大利亚心理健康和幸福感国家调查还设计出了觉察到的服务需要问卷；这个问卷把觉察到的需要分为 5 种类型，每一种类型有 4 种水平。觉察到需要的 5 种类型是：信息；药物治疗；咨询；社会干预；健康技能训练。每种类型的 4 个水平是：未觉察到的需要；未满足的需要；部分满足的需要；满足的需要。③ Wennstr6m 等利用元分析技术计算出 Camberwe11 需求评定量表中满足的需求指标的效应量。④

国外大规模的流行病学调查有诸如美国的流行病学区域汇聚计划⑤和国家共病调查⑥等。Wang，P.S.等则采用世界卫生组织编制的精神卫生调查倡议版 "综合性国际诊断访谈" 工具，对 9282 名以英语为母语的美国被试者进行了完全结构化的面谈诊断调查。调查结果表明，在过去 1 年中，仅有 41.1% 的人接受过心理健康服务，有 59.9% 的精神障碍患者未经处理或处理不当，因此，需要加强对

① Dr Nicole Klynman, Mental Health Needs Assessment. *Consultant in Public Health NHS Haringey*, January 2010.

② Aoun, S., Pennebaker, D., &Wood, C.Assessing Population Need for Mental Health Care：A Review of Approaches and Predictors. *Mental Health Services Research*, Vol.16, No.1, 2004.

③ Meadows, G., Fossey, E,.Harvey, C., & Burgess, P.The Assessment of Perceived Need.In G.Andrews & S.Henderson（Eds.）, Unmet Need in Psychiatry：Problems, Resources, Responses（PP.39-398）.Cambridge：*Cambridge University Press*, 2000.

④ Wennström, E., Berglund, L., & Lindbäck, J.（2009）.The Met Needs index：a New Metric for Outcome Assessment in Mental Health Serviees. *Soc Psychiat Epidemiol*, Published Online, No. 16, June 2009.

⑤ Regier, D.A., Narrow, W.E., Rae, D.S., Manderschied, R.W., Locke, B.Z., & Goodwin, F.K.Epidemiological Catchment Area Prospective 1-year Prevalence Rates of Disorders and Services. *Archives of General Psychiatry*, Vol.50, No.2, 1993.

⑥ Kessler, R.C., McGonagle, K.A., Zhao, S., Nelson, C.B., Hughus, M., Eshleman, S., et al.Lifetime and 12-month Prevalences of DSM-Ⅲ-R Psychiatric Disorders in the United States：Results from the National Comorbidity Survey. *Archives of General Psychiatry*, Vol.51, No.1, 1994.

这一人群的早期干预和提高精神卫生服务的质量。[1]

Ciarlo 和 Tweed 利用科罗拉多社会健康调查数据通过逻辑回归和线性回归模型对该区域居民的心理健康需求与精神疾病流行率的关系进行分析发现，贫困和离婚与男性精神失调、功能丧失的发病率呈显著相关。[2] Anant Kumar 研究发现印度农村社区居民的精神健康需求和治疗水平存在很大差距，呼吁政府提高对农村精神健康服务的重视来缩小地区差距。[3] Karen 等于 2013 年对苏格兰所有民众进行了一项旨在分析居住环境与精神问题的关系的流行病学调查，结果发现农村居民比城市居民消费的精神病药物要少很多。[4] Nicole Klynman 于 2010 年对英国精神病重灾区——哈林盖地区进行了基层医疗患者精神健康需求的流行病学调查，评估结果发现哈林盖地区很多群体都没有接受足够的初级精神卫生医疗服务并且没有正规的机制来处理这些精神健康疾病患者，精神健康需求大都没有得到满足。[5] 基于资源配置与使用的如澳洲的 Victorian 模型根据某一地区的人口数量比例和结构（年龄、性别、婚姻状况等）及经济社会分层来预测这一地区的精神卫生服务需求和服务利用率。还有一种由某个地区入院率和人口普查数据建构的统计模型[6]，如 Jarman-8 和 Jarman-10 指标社会剥夺模型（The Jarman-8 Index of Social Deprivation），它们是在英国国民入院率和人口普查数据基础上通过多元回归模型在众多人口学变量中筛选出来的与精神病入院率呈高度相关的变量。[7] 这一取向的主要限制是从服务使用情况中产生的需求指标，是在假定服务资源已经按照需求进行了配置的前提下产生的。为了更好地理解精神健康需求和精神健康

[1] Wang, P.S., Lane, M., Olfson, M., Pincus, H.A., Wells, K.B., & Kessler, R.C.Twelve-month Use of Mental Health Services in the United States: Results from the National Comorbidity Survey Replication. *Archives of General Psychiatry*, No.62, 2005.

[2] Ciarlo, J.A., Tweed, D.L.Implementing Indirect Needs Assessment Models for Planning State Mental Health and Substance Abuse Services. *Evaluation Program Planning*, No.15, 1992.

[3] Anant Kumar.Mental health Services in Rural India: Challenges and Prospects. *Health*, No.3, 2011.

[4] Karen McKenzie, Aja Murray, Tom Booth.Do Urban Environments Increase the Risk of Anxiety, Depression and Psychosis? An Epidemiological Study. *Journal of Affective Disorders*, No.150, 2013.

[5] Dr Nicole Klynman, Mental Health Needs Assessment. *Consultant in Public Health NHS Haringey*, January 2010.

[6] Jarman, B., Hirsch, S., & White, P.Predicting Psychiatric Admission Rates. *British Medical Journal*, No.304, 1992.

[7] Thornicroft, G.Social Deprivation and Rates of Treated Mental Disorder: Developing Statistical Models to Predict Psychiatric Service Utilization. *British Journal of Psychiatry*, Vol.158, 1991.

资源，应对逐步"世界化"且多发于动荡地区的精神健康难题，2012 年世界卫生组织（WHO）和联合国难民署（UNHCR）联合提出了一套在人道主义环境中评估精神健康需求和资源的工具包，以帮助精神健康行动者更好地了解精神健康需求信息。①

我国精神健康服务需求研究大致可以分为宏观数据分析和微观调查研究两类。精神疾病的流行病学调查是从宏观上估算居民精神卫生服务需求的重要方式，主要涉及估算疾病的患病率、发病率、危险因素或相关因素等的调查。我国展开精神疾病流行病学调查的历史较晚，大规模的调查研究次数不多，20 世纪80 年代，我国才开始引进精神疾病流行病学调查的标准化工具和诊断标准，引进标准化工具和诊断标准后对全国性精神疾病进行了两次较大规模的抽样调查。首次大规模调查的时间为 1982 年，是由国家疾控中心牵头对 12 个地区的精神疾病的流行病学调查。调查结果显示，除神经症外，其他精神疾病的终生患病率为12.69‰，时点患病率为 10.54‰②；第二次大规模调查的时间为 1993 年，该调查以 1982 年调查为基础，对其中 7 个地区的精神疾病所进行的流行病学调查结果显示，各类精神障碍（除神经症外）的终生患病率为 13.47‰，时点患病率为11.18‰。③ 将两次调查的结果进行比较，1993 年的终生患病率和时点患病率均高于 1982 年。两次不同时间的调查结果表明，我国的精神障碍随时间的推移而愈发严重。诚然，上述两次调查的结果除说明我国精神障碍日趋严重外，其还为我国精神疾病患病率的研究奠定了良好基础和比较基线。新世纪以来比较大型的调查如 Michael R Phillips 等于 2001 年至 2005 年间在我国四省（包括浙江、山东、青海、甘肃）进行了精神疾病的流行病学调查，统计分析的结果为调查的样本人群在一个月内的精神障碍时点患病率为 17.50%。④ 全国部分省市如北京和

---

① World Health Organization & United Nations High Commissioner for Refugees. Assessing Mental Health and Psychosocial Needs and Resources: Toolkit for Humanitarian Settings. Geneva: WHO, 2012.

② 12 地区精神疾病流行学调查协作组：《国内 12 地区精神疾病流行病学调查的方法学及资料分析》，《中华神经精神科杂志》1986 年第 19 期。

③ 张维熙、沈渔、李淑然等：《中国七个地区精神疾病流行病学调查》，《中华精神科杂志》1998 年第 2 期。

④ Michael R Phillips, Jingxuan Zhang, Qichang Shi et al. Prevalence, Treatment, and Associated Disability of Mental Disorders in Four Provinces in China During 2001-05: an Epidemiological Survey. *The Lancet*, Vol.373, 2009.

上海（精神障碍时点患病率 7.0%）①、浙江（精神疾病时点患病率 17.30%）②、江西（精神分裂症时点患病率 5.77‰，终生患病率 7.78‰）③、西藏（精神障碍终生患病率为 13.40‰，时点患病率为 12.09‰）④、河北（精神障碍的时点患病率为 162.43‰，终生患病率为 185.12‰）⑤、广州（各类精神障碍加权时点患病率为 4.33%，加权终生患病率为 15.76%）⑥、深圳（神经症终生患病率为 13.35%）⑦、天津（精神障碍总的现患率 16.96%）⑧ 等地陆续开展了精神障碍流行病学研究，并根据调查数据对患病人数和精神卫生服务需求进行估算。

观察居民精神卫生现实需求的宏观数据是精神卫生服务利用数据。我国精神障碍高发态势与精神卫生资源总量偏低同时存在，多项调查显示我国精神障碍患病率高，精神卫生资源配置低，精神卫生服务供需缺口巨大。但在供给严重不足的条件下仍有 20%—30% 的空床率，说明现有精神科的服务能力相对于精神卫生服务需求（潜在需求）是"资源短缺"的，但相对于精神病人的支付能力（现实需求）是"过剩的"。⑨ 流行病学研究表明，美国与加拿大、荷兰、德国精神障碍患者接受过治疗的比例依次为 22%，31.7% 和 29.2%。⑩ 在我国，专家估计

① Shen Y C, Zhang M Y, Huang Y Q, et al. Twelve Month Prevalence, Severity, and Unmet Need for Treatment of Mental Disorders in Metropolitan China. *Psychological Medicine*, Vol.36, No.2, 2006.

② 石其昌、章健民、徐方忠：《浙江省 15 岁及以上人群精神疾病流行病学调查》，《中华预防医学杂志》2005 年第 4 期。

③ 卢小勇、陈贺龙、胡斌：《江西省精神分裂症患病率流行病学调查》，《上海精神医学》2004 年第 4 期。

④ 魏赓：《西藏自治区精神疾病和癫痫的流行病学调查及防治对策研究》，博士论文，四川大学，2004 年，第 2 页。

⑤ 栗克清、崔泽、崔利军等：《河北省精神障碍的现况调查》，《中华精神科杂志》2007 年第 1 期。

⑥ 赵振环、黄悦勤、李洁等：《广州地区常住人口精神障碍的患病率调查》，《中国神经精神疾病杂志》2009 年第 9 期。

⑦ 张毅宏、胡纪泽、胡赤怡等：《深圳市神经症流行病学调查》，《中国公共卫生》2006 年第 7 期。

⑧ 徐广明、吴宪、田红军等：《天津市 18 岁以上居民精神障碍流行病学调查》，《中华医学会第十次全国精神医学学术会议论文汇编》2012 年，第 5 页。

⑨ 叶锦成、高万红、叶少勤：《中国精神卫生服务：挑战与前瞻》，社会科学文献出版社 2012 年版，第 21 页。

⑩ 张启文：《农村社区精神分裂症患者精神卫生服务利用及其影响因素研究》，博士学位论文，中南大学，2008 年，第 4 页。

仅 30% 左右的精神分裂症患者得到了及时和系统的治疗。[①] 针对精神疾病治疗率低的特点，《全国精神卫生规划（2015–2020）》要求，到 2020 年，登记在册的严重精神障碍患者管理率达到 80% 以上，精神分裂症治疗率达到 80% 以上。

居民精神健康服务需求中的大量潜在需求没有变成现实需求，影响因素很多，一些学者针对不同人群就该问题进行了微观调查。绝大多数调查证实，精神卫生知识水平对居民态度[②]、求医行为、治疗及康复效果[③]等都有极为重要的意义。许多研究者通过对精神卫生知识知晓情况的调查数据判断居民精神卫生知识需求，如上海[④]（仇剑崟等，2005）、福建[⑤]（方向等，2010）、广州[⑥]（胡号应等，2012）、山东济宁[⑦]（张璟等，2009）、昆明[⑧]（韩慧琴等，2008）等地进行了区域性调查。总体而言，普通居民的精神卫生知识仍然较为缺乏，农村居民知晓率普遍比城市居民低[⑨]（田梅等，2011），满足农村居民精神健康知识需求、提高知晓率的任务仍然很重。家庭是病人最主要的依托力量，从发病到治疗、康复，每个过程及其发展方向，都与家属精神疾病知识及态度有着至关重要的关联，但调查显示[⑩]，精神疾病患者家属的精神疾病常识总体知晓率还比较低，约 50% 左右，且对患者及其治疗、康复的态度和相关行为存在误区。大部分患者家

---

① 张明园：《减少精神障碍的未治率——献给 2001 年世界卫生日》，《中华精神科杂志》2001 年第 2 期。

② 林海程、林勇强、贾福军等：《康复期精神病患者、照料者和健康者的精神卫生知识需求与态度分析》，《中国康复理论与实践》2010 年第 2 期。

③ 陶庆兰、李小麟：《精神疾病社区康复服务需求调查及展望》，《华西医学》2004 年第 4 期。

④ 仇剑崟、谢斌：《上海社区居民精神卫生知识知晓和服务需求调查》，《中国健康心理学杂志》2005 年第 2 期。

⑤ 方向、熊端华、陈旭先等：《福建省居民精神卫生知识知晓率调查》，《海峡预防医学杂志》2010 年第 5 期。

⑥ 胡号应、颜瑜章、陈力鸣等：《广州市城乡居民的心理健康知识知晓率及对精神疾病的态度》，《中国心理卫生杂志》2012 年第 1 期。

⑦ 张璟、王文军、宋烨等：《济宁市居民精神卫生知识知晓率调查》，《济宁医学院学报》2009 年第 4 期。

⑧ 韩慧琴、曾勇、赵旭东等：《昆明市普通人群精神卫生知识知晓率调查》，《中国健康心理学杂志》2008 年第 11 期。

⑨ 田梅、张勇、白珍等：《城乡居民精神卫生知识知晓率调查》，《中国健康心理学杂志》2011 年第 2 期。

⑩ 张伟波、张国芳、沈文龙等：《徐汇区精神疾患家属对精神病知、信、行的调查分析》，《中国初级卫生保健》2010 年第 5 期。温英、赵根娣、秦庆力：《门诊精神病人家属疾病知晓率及健康教育需求的调查分析》，《内科》2008 年第 3 期。赵桂霞、梁先锋：《精神病人家属疾病知晓率及健康教育需求的调查分析》，《现代临床护理》2005 年第 4 期。

属的精神健康知识需求非常明显，有 96.4% 精神病人家属想了解疾病的治疗和护理方法，95.5% 的家属想了解疾病的早期症状，87.3% 的家属想了解发病原因及诱发因素，83.6% 的家属想了解抗精神病药物副反应及其防治办法，80.9% 的家属想了解疾病的预后及复发情况。65% 以上的病人家属对健康知识有强烈的要求，特别是治疗及护理方面，疾病早期症状等需求高达 95%，大部分病人家属希望获得更多的精神疾病方面的知识。家属作为患者照护的主要力量，承受的压力很大，因此家属还有精神健康服务方面的需求，66% 的照顾者存在抑郁症状，46% 的照顾者存在焦虑症状。[①] 此外，还有针对军人[②]（张景兰等，2013）、警察[③]（李春波等，2005）、老人（陈正英；马颖）、儿童（杨志伟；郭洪绪）、青少年（杨志伟；罗鸣春）、灾民（管丽丽）、妇女（钟文娟）、农民工（张泉水）等不同人群的精神健康服务需求进行微观研究。

　　老年人群是各类精神障碍患病的高危人群。Bohlmeijer E 等的调查结果显示全世界有 85% 的老年人或多或少存在不同程度的心理障碍，如抑郁、老年痴呆症等。[④] 我国老年人精神障碍患病率很高，1990 年至 2010 年间，我国老年痴呆症患病人数从 368 万人增加到了 919 万人[⑤]，2010 年全球疾病负担报告显示阿尔茨海默症疾病负担在 20 年间增加了 95%，已成为我国疾病负担的首要原因，目前我国农村老年痴呆患病率已达到 6.05%。[⑥] 马颖、秦侠等采用老年精神状况量表 GMS（社区简版第三版汉化本）和自制的精神卫生服务调查表作为调查工具，以安徽省某农村社区老年人为样本对精神卫生服务需求与利用情况进行了调查。[⑦] 调查结果发现，在受访的 914 名老年人中，被诊断有精神障碍的有 146 人，占被

---

①　Andrew McCulloch·New Developments in Mental Health Policy in the United Kingdom. *International Journal of Law and Psychiatry*，Vol.23，No.3~4，2000.

②　张景兰、戴晴晴、李子建等：《作战部队官兵心理健康服务需求调查》，《中国健康心理学杂志》2013 年第 21 期。

③　李春波、马宝和、昂秋青等：《上海市某区警察人群心理卫生服务需求的时点调查》，《中国健康心理学杂志》2005 年第 5 期。

④　Bohlmeijer E, Smit F, Cuijpers P.Effects of Reminiscence and Life Review on Late-life Depression：a Meta-analysis.*International Journal of Geriatric Psychiatry*，Vol.18，No.12，Dec 2003.

⑤　Chan KY, Wang W, Wu JJ, et al.Epidemiology of Alzheimer's Disease and Other Forms of Dementia in China, 1990-2010：a Systematic Review and Analysis.*The Lancet*，Vol.381，No.9882，2013.

⑥　Jia J, Wang F, Wei C, et al.The Prevalence of Dementia in Urban and Rural Areas of China. Alzheimer's & Dementia：*The Journal of the Alzheimer's Association*，Vol.10，No.1，2014.

⑦　马颖、胡志、朱敖荣等：《农村社区老年人精神卫生服务需求与利用情况调查分析》，《中国农村卫生事业管理》2013 年第 5 期。

访人数的 15.97%；在 914 名被调查的老年人中利用过精神卫生服务的只有 6 名，被诊断有精神障碍的 146 名老年人中只有 2 人利用过精神卫生服务。所有被调查的老年人中只有 191 人回答需要进一步了解精神卫生服务知识，占调查样本人数的 20.9%，仅有 56 人表示需要精神卫生服务，占调查样本人数的 6.1%。刘祝明采用同样的工具以农村老年人为样本对精神障碍问题进行了调查，总计有 935 人接受了调查，被访老人中被诊断为精神障碍的有 158 人，患病率为 16.9%；其中男性患病率为 12.4%，女性患病率为 20.6%。被调查老年人回答过去寻求过精神卫生服务和需要精神卫生服务时会主动寻求服务的所占比重都很小，分别占样本人群的 0.7% 和 14.1%。"对此项服务不了解"和"经济困难"则是老年人不主动寻求精神卫生服务的最为重要的两个原因，被访者选择这两个选项的分别占样本人群总数的 78.8% 和 29.2%。多因素 logistic 回归分析显示，导致农村老年人患精神障碍危险性的因素不仅包括健康自评较差、心态不乐观、邻里关系较差，而且还包括老年人的兴趣爱好较少、患有心绞痛、近两年有亲人去世和不愉快或伤心的事件等。此外，农村社区老年人精神卫生知识严重缺乏也增加了他们寻求精神卫生服务的难度。[①]

在各类危害农村老年人精神健康的疾病种类中，抑郁症是主要疾患之一。Bocker E 等在美国进行的一项针对农村老年人精神健康服务现状和挑战的研究发现，存在抑郁症危险的老年人占 23.3%。[②] 胡宓使用诊断工具 SCID 和自评问卷 PHQ9、GAD7、自杀行为调查表、自制社会联系评估工具等对浏阳市农村地区 8 个自然村的老年人进行情绪问题及两类主要影响因素、社会联系状况进行评估后发现，重性抑郁障碍的现患率为 6.8%，抑郁症状现患率为 12.8%，焦虑症状现患率为 7.4%，1 年内自杀意念和自杀未遂的发生率分别为 5.6% 和 0.8%。[③] 李张廉采用老年抑郁量表（The Geriatric Depression Scale，GDS-15）对澳门不同区的 462 人进行调查发现，澳门老年人的 GDS-15 平均数为 4.2，标准差为 3.14。GDS-15 的总分调查显示，8.22% 老年人呈严重抑郁，且在性别比上，男性明显低于女性（男性有 7.69% 的人患有严重抑郁症，女性有 8.43% 的人患有严重抑郁），在年龄组间比较上，高龄组比低龄组更易患上抑郁症，其中 65 岁是一个分

① 刘祝明：《安徽省某农村社区老年人精神障碍患病率、影响因素及精神卫生服务调查研究》，硕士论文，安徽医科大学，2010 年，第 2 页。

② Bocker E, Glasser M, Nielsen K, Weidenbacher-Hoper V. Rural Older Adults′ Mental Health: Status and Challenges in Care Delivery. *Rural Remote Health*, No.12, 2012.

③ 胡宓：《社会联系、社会支持与农村老年人情绪问题相关研究》，博士论文，中南大学，2012 年，第 Ⅱ 页。

界线，65 周岁及以上的老年人患抑郁症的比例显著高于 65 周岁以下的老年人。①

（二）农村精神卫生资源配置问题研究

卫生资源是指在一定社会经济条件下，社会对卫生部门提供人力、物力、财力的总称，包括硬资源及软资源两大类②。卫生硬资源指卫生人力、物力等有形资源；卫生软资源指医学科技、医学教育、卫生信息、卫生政策及卫生法规等无形资源。卫生资源配置是指卫生资源在卫生行业（或部门）内的分配和转移（流动）。③ 卫生资源的合理配置对于卫生事业持续、稳定、快速、健康的发展具有重要的促进作用。

卫生资源配置的手段主要有两种：一是计划，二是市场。计划经济体制下的卫生资源配置缺乏有效的宏观规划和竞争激励，医疗机构缺乏内在活力。在市场经济体制下，如果单纯运用市场调节，缺乏政府的宏观调控，会出现市场调节失灵，将造成卫生资源更大的浪费。因此，必须将两种手段结合起来，才能充分发挥它们的作用。④ 最基本的卫生资源配置方法主要有四种⑤：（1）卫生服务需要量法：从人群健康状况及其变化提出对卫生服务的需要量，也可以由专业人员根据经验提出服务标准。（2）卫生服务需求量法：用卫生服务利用率作为实际满足的有效需求为基础，规划时要考虑到潜在需求。（3）服务目标法：制订出服务产出量目标，再转换成卫生资源需要量。（4）卫生资源/人口比值法：用于那些结构比较单纯、卫生服务量比较稳定的指标。此外，还有学者用多级模型法为合理配置卫生资源，制定公共卫生政策提供依据。⑥ 多元线性回归法、医院规划模式

---

① 李张廉：《澳门老年人生活方式、心理健康及其相互关系研究》，硕士论文，华南师范大学，2004 年，第 2 页。

② 董伊晖、郭强、徐国桓：《高科技条件下医疗卫生资源配置中的效益和公平问题》，《医学情报工作》2004 年第 4 期。吴国安、雷海潮、杨炳生等：《卫生资源配置标准研究的方法学评述》，《中国卫生资源》2001 年第 6 期。

③ 吴国安、雷海潮、杨炳生等：《卫生资源配置标准研究的方法学评述》，《中国卫生资源》2001 年第 6 期。

④ 郭永松、杜幸之：《论卫生资源配置的市场机制和对策——兼谈卫生服务的公平与效益》，《中国卫生经济》2002 年第 8 期。

⑤ 吴国安、雷海潮、杨炳生等：《卫生资源配置标准研究的方法学评述》，《中国卫生资源》2001 年第 6 页。

⑥ Leyland AH, Groenewegen PP. Multilevel Modelling and Public Health Policy. *Scandinavian Journal of Public Health*, Vol.31, No.4, 2003.

法、灰色模型法等在卫生资源配置研究中也得到应用。[1]

农村精神卫生资源匮乏几乎是一个世界性难题。澳大利亚2009年一项调查发现，农村和偏远地区精神健康问题的严重程度与城市地区相当，但由于农村精神卫生资源的匮乏使得农村地区的精神健康问题比城镇地区面临的挑战更大，农村地区精神障碍患者的自杀率是城镇地区的1.2—2.4倍，且农村地区精神障碍患者的康复率亦远低于城镇地区。[2] Devi S.调查发现，利比亚的米苏拉塔在2011年内乱发生前没有一名专业精神病医生，当地习俗将精神分裂症的诊断视为禁忌，许多居民宁愿相信巫术而不相信精神卫生科学。[3] WHO于2003年发布的统计报告显示，柬埔寨的精神卫生资源严重不足，其最为突出的表现是农村地区不仅缺乏精神卫生服务供给，而且边远地区连最基本的精神卫生诊所都没有，需要寻求精神卫生服务的精神障碍患者，最远的要跋涉300余公里路才能找到精神卫生诊所进行诊断和治疗。埃塞俄比亚的精神卫生服务状况同样令人担忧，农村初级卫生保健所基本没有精神卫生服务，农村社区的精神卫生需求大都是由传统治疗者来满足。

我国的精神卫生资源与世界上其他发展中国家一样，同样严重不足，如服务于精神卫生工作一线的医技人力资源，不仅总量不足，而且在人力布局上体现出由不发达地区向发达地区单向流动的特征。造成精神卫生人力不足的主要原因，可能与精神卫生服务行业具有高风险低收入的职业特性有关。众所周知，任何高风险低收入的职业，都是不具人才吸引力的。尤其是市场机制下，人才的双向选择与自由流动政策，不仅使我国精神卫生人力总体流失严重，而且还加剧了地区间精神卫生人力布局的不平衡（精神卫生人力在地区间由劣势地区到优势地区的频繁流动就是很好的证明）。据报道，北京某精神专科医院在2001年至2004年间有30名医生流失，占医生总数的1/5；另一所精神专科医院在1996年至2005年间有专业人才112人流失，占总数的15%。[4] 由于我国精神卫生人力的财政补贴、教育等政策不到位，人才培养乏力，最终导致我国精神卫生人力资源总量长期低水平徘徊。这种低水平徘徊具体表现在：精神科医师、护士的人口密度分别

① Needham DM, Anderson G, Pink GH, et al.A province-wide Study of the Association Between Hospital Resource Allocation and Length of Stay.*Health Services Management Research*, Vol.16, No.3, 2003.

② Fact Sheet 18: Mental Health in Rural Australia.2009, www.ruralhealth.org.au

③ Devi S.Mending Mental Health in Misrata.*The Lancet*, Vol.378, No.9803, Nov 2011.

④ 李木元、黄萱、李秀华：《精神卫生人才亟待"扩编"》，《人民政协报》2010年3月12日。

仅为每 10 万人口 1.5 人和 2.4 人，低于世界平均水平 4.15 人和 12.97 人。专业人力资源的稀缺使得人才需求远大于供给，人才流动就会更容易，经济水平高的地区对人才的吸引力具有显而易见的比较优势。据调查，20 世纪 80 年代以来，到精神病医院工作的本科医学院校毕业生的流失率达 50%。[①] 有研究表明现有精神科医护人员向发达地区医院的转移现象相当频繁。[②] 精神医学专业毕业生也大多选择去北京、上海等经济发达地区医院就业。[③] 我国精神卫生人力资源总量不足条件下的低层次集聚比国外总量充足条件下的高层次集聚所要付出的边际成本和机会成本大得多，集聚后形成的地区差距和城乡差距更大，形成少数地区资源相对丰富和大部分地区资源匮乏并存的局面，其产生的负外部效应也更为显著。[④]

在我国医疗卫生领域，由于国家、社会对精神障碍的重视程度不够，精神卫生服务一直处于医疗卫生服务领域的弱势地位，具体表现在国家对精神卫生的财政投入严重不足。据相关报道表明，我国卫生部门对精神病医院的拨款仅占卫生财政拨款的 2.3%，对其他精神卫生服务机构（包括公安、民政等部门的精神服务机构）的总拨款也仅占卫生财政拨款的 3.1%[⑤]，与占疾病总负担 20%~25% 的需求现状相比，两者之间的差距十分明显。精神病医院财政补助是按照财政能力补助而不是按照病人需要补助，结果就是城市大型精神卫生机构和科研院校获得了大部分经费，全国财政用于城市医疗机构和农村医疗机构的比例分别为 78.74% 和 21.26%。[⑥] 基层医院本来资源积累就少，可能去基层医院就医的农村老年人经济水平又都很低，上述投入模式的结果却是越需要财政补贴的医院和患者可能获得的补贴反而越少。当前财政资源投入的缺陷相当明显。[⑦] 近年来，我国卫生领域的分权改革使得地方政府逐渐成为公共卫生支出的主体，据统计，我国 90% 以上的卫生事业费来自地方财政[⑧]，地方经济发展水平的差距可能转化成

---

① 耿岚：《精神卫生人才现状与开发对策》，《中国医院》2007 年第 3 期。

② 肖友生：《加强实力建设，造就维护社会和谐的精神卫生人才队伍》，《中国民康医学》2011 年第 4 期。

③ 吴凤清：《破冰之旅》，《中国医院院长》2010 年第 17 期。

④ 陈艳、邬力祥：《精神卫生人力资源空间集聚的原因及政府责任研究》，《东南学术》2012 年第 3 期。

⑤ WHO.Mental Health Atlas-2005：Country Profile, China.2005.

⑥ 兰迎春、王敏、徐秋云等：《新医改背景下政府卫生投入的现状分析及路径选择》，《中国农村卫生事业管理》2012 年第 1 期。

⑦ 巩嘉铠、冯淑华、王全意：《精神卫生工作面临的形式和发展策略》，《北京医学》2005 年第 8 期。

⑧ 孙燕铭：《当前卫生资源配置状况及政府责任的思考》，《华东经济管理》2006 年第 6 期。

了精神卫生资源配置上的不均衡。我国精神卫生长期采用"只给政策不给钱"的政策性投入策略，现行投入政策的执行结果与地方制度有很大关系，有专家认为政府观念在精神卫生工作中具有最为重要的作用，而且也的确有实地调查结果表明经济能力不是影响政府向卫生领域投入的唯一因素。上海精神卫生筹资状况调查显示，政府财力较强的浦东新区对卫生服务的投入不高，而经济能力较弱的崇明县却因政府重视而对卫生服务的投入很高。① 我国精神卫生机构的政府投入部分普遍存在严重不足的情况，规模相同、管理体制相同的条件下，综合医院获得的政府投入是精神病专科医院的五倍②，因此精神卫生机构的收入主要来自医疗收入和药品收入，但农村居民对精神卫生服务利用度低，许多精神卫生机构因严重缺少收入来源而举步维艰。

我国精神卫生资源低配置与低利用同时并存，且呈多层次非均衡状态。我国精神科床位15.8张/10万人，远低于43.6张/10万人的世界平均水平。全国范围床位密度与设备配置不平衡，经济发达省份床位密度相对较高，广大中西部地区床位密度都较低，除西藏自治区精神卫生床位资源极其稀少外（2006年前为空白区，此后开始有20张床位），还有4个中西部省份床位密度低于1.0张/万人，其中青海省最低（0.28张/万人）。③ 省内不平衡同样存在，天津市精神卫生资源主要分布在市内六区，人口占天津市总人口37.8%的中心城区所拥有的精神卫生机构数量占全市的53.3%，拥有精神科医生数量占全市的52.0%，拥有精神科护士数量占全市的73.3%④；甘肃省精神科床位资源配置以甘肃南部相对较多，大面积床位空白区则主要分布在甘肃北部。⑤ 在精神卫生服务利用方面，以2006年的精神专科医院病床使用率为例，上海为111.2%，北京为94.8%，天津为114.1%。上述三个地区经济水平都较高，病床使用率也较高。与之相比，贵州为62.5%、陕西为58.0%、宁夏为48.0%，这三个地区的经济水平相对较低，病床使用率也较低。以精神专科医院的出院者平均住院日为例，上海为213天，北京为178天，天津为121天，其他省份则均少于67天，最低的贵州仅有

---

① 陈洋、詹国芳、张云婷等：《上海市19个区县精神卫生服务筹资状况调查》，《上海交通大学学报：医学版》2010年第8期。

② 耿岚：《精神卫生人才现状与开发对策》，《中国医院》2007年第3期。

③ 马宁、严俊、马弘等：《2010年中国精神卫生机构和床位资源现状分析》，《中国心理卫生杂志》2012年第12期。

④ 杨桂伏、杜长军、崔炳喜等：《天津市医疗机构精神卫生服务资源和利用状况调查》，《中国慢性病预防与控制》2010年第3期。

⑤ 齐小秋（主编）：《精神卫生政策研究报告汇编》，人民卫生出版社2008年版，第19页。

25 天。① 从省级、地市级、县级的行政区划视角分析住院服务，省级和地市级机构床位使用率在 90% 左右，县级及以下机构床位使用率较低，在 77% 左右，社团及个人举办机构的床位使用率仅为 73%②，中西部部分精神卫生机构甚至以拓展非精神科服务来维持医院运营。全国范围内精神卫生资源配置和利用率以东部地区最高，总体上呈现由东部向中西部递减的阶梯状分布特征，各省则大多以省会为中心，向偏远地区递减，精神卫生资源配置和利用都呈现出显著的地理空间非均衡特征。

（三）农村居民精神健康贫困问题研究

阻碍人们利用精神卫生服务的一个重要因素是贫困。人类对贫困的认识是一个随着人类发展而不断演进的过程，经济学、社会学、发展学、政治学等不同领域从多维度视角对贫困问题进行了研究。③ 联合国开发计划署 1990 年的《人类发展报告》公布了人类发展指数（HDI），将贫困的测量从单一的收入维度，拓展为收入、教育和健康三个维度。

农村居民精神健康贫困问题研究越来越多的证据表明，精神病和中低收入国家的贫困息息相关，教育、无稳定的食物、住房、社会等级、社会经济地位和经济压力等与精神病关系密切。④ 一项对世界卫生组织在 10 个高收入国家和 9 个中低收入国家的世界精神卫生的调查结果显示，精神病患者的个人收入比个人的中位数收入水平低 1/3，且无国别差异。⑤ 有研究者指出，羞耻感、贫困和欺骗成为严重精神病患者康复的三大障碍。⑥ 羞耻感导致住房、工作和融入社会的困难，贫困则不能满足精神病患者的需要，也引起了欺骗的风险性，欺骗则引发了救助者直接的暴力、剥削等，从而加剧了精神病患者的病情、降低了其生活质量。有研究发现，花在患有严重精神病及应用精神作用物质所致精神障碍的成年子女上

---

① 罗力、李伟、金春林等：《上海市精神专科医院床位分析和发展建议》，《中国卫生政策研究》2011 年第 9 期。

② 齐小秋（主编）：《精神卫生政策研究报告汇编》，人民卫生出版社 2008 年版，第 40 页。

③ 王小林：《贫困的测量：理论与方法》，社会科学文献出版社 2012 年版，第 4 页。

④ Lund, C., Breen, A., Flisher, A.J., Kakuma, R., Corrigall, J., Joska, J.A., Swartz, L., Patel, V.Poverty and Common Mental Disorders in Low and Middle Income Countries: A Systematic Review.*Social Science & Medicine*, No.71, 2010.

⑤ Daphna, et al.Associations of Serious Mental Illness With Earnings: Results From the WHO World Mental Health Surveys.*The British Journal of Psychiatry*, No.197, 2010.

⑥ Perse, E.F.Stigma, Poverty, and Victimization: Roadblocks to Recovery for Individuals With Severe Mental Illness.*Journal of the American Psychiatric Nurses Association*, Vol.13, No.5, 2007.

的时间、金钱等远大于正常的成年子女，这可能导致家庭贫困。[1] 有学者研究了来自 18 个中低收入国家的 51 位精神病患者的经验、专家意见和英语语言的联合国发表物、非政府组织的报告后发现，精神病患者遭受着人们的排挤和歧视、雇主的拒绝和工作限制，不能享受有效的精神健康服务，甚至被虐待，他们被排斥在社会、文化、政治、经济领域的正常系统之外。[2]

我国的研究同样表明，疾病与贫困之间有着高度的伴随关系，一项对江苏 20 个县的调查发现，贫困户中有 60%~70% 是因病致贫或因病返贫（吕美行，2000）。关于农村精神健康贫困问题的研究主要从经济负担加以探讨，尤其是对发病早、病程长、具有严重致残后果的精神分裂症的经济负担研究较多。据估计，精神分裂症最终结局约一半左右患者出现精神残疾，成为造成我国主要劳动力年龄段（15~45 岁）的十大主要致残病种之一，也是导致患者家庭因病返贫的重要原因。2009 年精神分裂症住院均次费用达到 6591 元，占城市人均年收入的 34.52%，农村人均年收入的 61.45%；抑郁症住院均次费用达到 4919 元，占城市人均年收入的 25.76%，农村人均年收入的 45.86%。[3] 浙江省一份调查显示，精神障碍患者和家庭人均年收入远低于当地平均水平，而年医疗费用支出占患者收入的一半以上，精神障碍患者及其家庭是社会的极低收入者和弱势群体。[4] 哈尔滨市精神分裂症直接经济负担调查显示，1999—2001 年 3 年人均国民生产总值 6517 元、7063 元和 7512 元，精神分裂症患者仅住院费就分别达到 3234、3458 和 3496 元。如果考虑门诊费、差旅费，实际直接费用还要更大。[5] 上海的报道称，即使是享有医保的精神病人，不仅就业率低，且经济收入仅为社会平均工资水平的 36.57%，其家庭人均收入为社会平均工资水平的 77.14%[6]；医保改革后个人医疗费用负担水平为：在职人员月均 414.17 元，退休人员月均 221.67 元，占个人月均收入的 97.1% 和 52%。[7] 彭林珍等

---

[1] Clark R.E.Family Costs Associated With Severe Mental Illness and Substance Use Psychiatric Services.*Psychiaritc Serviecs*, 1994.

[2] Drew, N.ET AL.Human Rights Violations of People With Mental and Psychosocial Disabilities: an Unresolved Global Crisis.*The Lancet*, Vol.378, 2011.

[3] 姚旭东：《大连市精神疾病医疗费用及其影响因素研究》，硕士论文，大连医科大学，2011 年，第 17 页。

[4] 王顺铨、高天来、陈正平等：《浙江省绍兴地区精神疾病患者及家庭经济现状调查分析》，《中国康复理论与实践》2006 年第 1 期。

[5] 杨镇、刘美娜：《精神分裂症的经济负担研究》，《中国卫生经济》2003 年第 2 期。

[6] 张广歧：《医保住院精神病人医疗费用承受能力的调查》，《精神卫生事业管理》2001 年第 1 期。

[7] 秦海兵：《精神分裂症患者经济负担及其照料者精神负担的对照研究》，硕士论文，昆明医学院 2007 年，第 8 页。

采用流行病学调查法，随机抽样 69 例住院和门诊患者，研究发现轻度患者治疗总费用 0.79 万元，中度和重度患者分别花费 1.64 万元及 2.61 万元；急性发病患者总费用 0.78 万元，亚急性及慢性患者分别花费 1.52 万元及 2.55 万元。[①] 患者生命质量低、发病形式为慢性、病情重、病程长，经济负担就越重。91% 的家属认为家庭经济受到了影响，64%—83.5% 的照料者认为患者对家庭各方面经济影响的程度至少超过中度以上。另一份来自上海的调查，精神分裂症患者个人平均医疗费占其月收入的 55.11%，占其家庭人均月收入的 46.19%，负担过重已直接影响到患者及家庭成员的生活水平。[②] 调查显示，看护占据了照顾者的大部分空余时间（每月 66.5 小时），造成工作和经济困难（秦海兵，2007）。[③] 91% 的家庭收入低于人均收入。[④] 翟金国等研究发现，精神分裂症造成的巨大经济负担，使他们的家庭长期处于贫困状态，尤其是那些农村患者更加明显。[⑤] 60.5% 的患者家属表示无法承受由此带来的巨大经济压力。农村精神障碍的"三级预防"观念仍然远未真正确立，农村精神卫生知识远未普及，在目前市场化经济冲击下，精神病院及社区精神卫生机构缺乏政策扶持，自负盈亏，造成精神障碍患者的医疗费用支出更多，带来更多的贫困。农村患者无固定经济收入，全靠劳动养活自己，由于患精神疾病长期不能进行正常的生产劳动，致使收入减少而造成经济困难。有研究显示农村患者家庭经济负担因子评分显著高于城镇患者。[⑥] 一定的家庭经济基础是社区居民应付疾病的重要保障，经济收入偏低将在很大程度上制约着精神分裂症患者的就诊行为。由于绝大多数的精神分裂症患者家庭收入水平低于当地人均水平，从未接受专科治疗和从未接受精神康复治疗的患者，主要归因排在首位的均为经济困难，贫困与精神健康相互交织，使患者陷于"疾病—贫困—无力医治—更加贫困—病情加重"的恶性循环之中。

---

① 彭林珍、罗家洪、毛勇等：《精神分裂患者生命质量与经济负担关系》，《中国公共卫生》2007 年第 7 期。

② 陈圣祺：《住院精神分裂症医保患者医疗费用负担调查分析》，《职业与健康》2001 年第 1 期。

③ 秦海兵、阮治、周晓云等：《住院精神分裂症患者照料者精神负担的对照研究》，《长治医学院学报》2007 年第 5 期。

④ 李道洋、孟玲玲：《138 例农村精神分裂症患者家庭负担的调查》，《中国民政医学杂志》2002 年第 1 期。

⑤ 翟金国、赵靖平、陈晋东等：《精神分裂症患者的家庭负担研究》，《上海精神医学》2006 年第 2 期。

⑥ 何杏梅、张程赪：《精神分裂症患者的家庭和经济负担研究》，《中国民康医学》2007 年第 6 期。

（四）老年人社区精神卫生服务研究

Bocker E 等的调查结果显示，虽有一半至三分之二的老年人知道精神卫生服务，但有四分之三的老年人从未使用过这些服务，该研究认为应有更多的资源用于农村老年人精神健康问题。[①] Hendrie HC 等对接受精神卫生专科服务的重性精神疾病患者与接受初级卫生服务的不严重精神疾病患者的比较研究发现，老年人是精神健康的脆弱群体，他们需要专门的集成化精神卫生服务模式。[②] 有研究显示，对精神病人家庭按需求给予专业护理干预，不仅能使精神病人在家庭中得到更好的照护，减少复发，且其主要照护者自身心理健康亦得到改善，从而能更好发挥家庭护理的良好作用。[③] 在另一项老年抑郁障碍社区合作性管理模式研究中，通过分析 6 个月随访数据发现，定期接受精神卫生专科服务的实验组被试半年后抑郁症状较对照组有显著减少，生活质量得到改善，对抑郁症和抗抑郁治疗歧视减少。因此，为老年抑郁患者提供普遍可及的专科服务，对普及精神卫生知识，提高健康意识，减少偏见或歧视或就诊不便利等因素造成的诊治率低下问题，减轻抑郁症状，提高居民对精神健康问题的关注度和认知度具有十分重要的意义。[④]

社区精神卫生服务模式的发展对行动范围普遍局限于社区的老年人意义重大。欧美一些发达国家的精神卫生服务模式几乎同步经历了从"隔离"到"融入"、从病院到社区的发展演变。自英格兰建立第一个著名的精神病医院 Bethlem 医院（发端于 1274 年建于伦敦的小修道院）以来，英、法、美等欧美国家相继建立了大量的精神病院。[⑤] 随着 20 世纪 50 年代氯丙嗪等治疗精神障碍药物的成功研制，相继问世的社会治疗的新哲学观以及对精神障碍患者人权的日益关注，以美国等为代表的一些欧美国家于 20 世纪 60 年代开始大规模"去住院化运动"，同时立法推广社区精神卫生服务模式。社区精神卫生机构的创始者是法国，其

---

① Bocker E, Glasser M, Nielsen K, Weidenbacher-Hoper V. Rural Older Adults´ Mental Health: Status and Challenges in Care Delivery. *Rural Remote Health*, No.12, 2012.

② Hendrie HC, Lindgren D, Hay DP, Lane KA, Gao S, Purnell C, Munger S, Smith F, Dickens J, Boustani MA, Callahan CM. Comorbidity Profile and Healthcare Utilization in Elderly Patients With Serious Mental Illnesses. *The American Journal of Geriatric Psychiatry*, Vol.21, No.12, Dec 2013.

③ 封晓朋、高汝兰：《首发精神病人家庭护理需求调查及干预》，《中国民康医学杂志》2004 年第 10 期。

④ 方瑜：《老年抑郁障碍社区合作性管理模式的实证研究》，硕士论文，安徽医科大学，2013 年，第 3 页。

⑤ 〔美〕R. 保罗·奥尔森等：《四国精神卫生服务体系比较——英国、挪威、加拿大和美国》，石光，粟克清等译，人民卫生出版社 2008 年版，第 54 页。

"分区化（sectorization）"资源配置模式具有重要的借鉴价值，这种模式以精神病院为中心，将精神卫生服务分片覆盖到社区，他们的精神卫生人力资源都是同一支队伍，同时为大型专业化精神病院和普及型社区精神卫生服务，并且在服务时能将两类服务机构有机地结合在一起，使医院和社区有机联成一体，保持稳定的精神卫生专业队伍，在为病人提供全方位的精神卫生服务的同时，还特设了专门为老年人提供服务的老年中心。[1] 澳大利亚则建立了一套行之有效的实践运行模式，该模式从医院到社区养老机构，从患者异常行为的准确识别与有效应对，以及工作人员配备、教育和培训、专科与综合管理等方面，都有一套完善的体系，他们开设的不同类别精神疾患专业机构主要包括急性精神病诊疗中心、慢性精神病养老院等。这些机构能为老年人提供精神卫生服务，目的在于使老年精神障碍患者在急性发作期能够得到快速规范的专业诊治，病情稳定后及时回归家庭、社会，或安置在慢性精神病养老院，在专业护理人员的照料下度过余生，有效避免了个体极端行为对社会和家庭生活的影响与危害。[2] 英国设立了专门以改善老年人精神健康问题为目的的应对痴呆国家战略计划，Tucker S 等对该战略中社区精神卫生外展活动团队的调查显示，几乎所有团队都开展了主题性或非正式外联工作，团队中有近四分之三为家庭照顾、一半为日间照顾中心、超过三分之一为初级卫生保健、社会服务团队、综合医院等为老年人提供专业的精神卫生服务支持。[3]

我国专门用于老年人精神卫生服务的资源十分匮乏，用于农村老年人精神卫生服务的资源就尤其稀缺。精神卫生资源总量不足使得服务功能无法细化，我国很少有专门用于老年人的精神科专科服务，比如浙江省精神卫生资源相对充足，但为老年人服务的精神科医生和床位也分别仅占 6.9% 和 4.6%。据报道，一些发达国家精神病院中约有三分之一的床位是为老年患者所占用的，老年病床明显较多的英国，差不多有一半为老年患者所用。我国专门针对精神卫生机构老年就诊患者的调查研究还不是太多，从已有文献中对住院情况的报道结果看，对北京安定医院老年期精神病人住院情况进行分析，纳入分析的 35 年数据中仅收住了 334

---

[1]　包江波、孙梅、谷里虹等：《中外社区老年精神卫生服务模式对比》，《中国卫生资源》2006 年第 4 期。

[2]　戴付敏：《澳大利亚老年精神障碍患者的综合管理模式》，《中华护理杂志》2010 年第 1 期。

[3]　Tucker S, Wilberforce M, Brand C, Abendstern M, Challis D. All Things to All People? The Provision of Outreach by Community Mental Health Teams for Older People in England: Findings From a National Survey. *International Journal of Geriatric Psychiatry*, No.3, 2013.

例 65 岁以上老年精神病人，老年患者住院人数占同时期住院病人总数的比例在0.39%—0.8%之间。① 黑龙江省精神病医院被调查的年度数据显示，10 年共收治老年患者 180 例，占同期住院病人总数的比例仅为 0.94%。② 广东汕头大学精神卫生中心 1988 年 1 月至 2002 年 12 月期间 60 岁以上（含 60 岁）住院老年病人占同期住院精神病人 3.12%。③ 研究认为，老年人精神卫生服务利用情况国内外差别十分显著，其主要原因在于我国老年人及其家属的精神卫生知识知晓率非常低，对于那些认知功能下降，行为偏离，甚至已出现明显痴呆的老年人都不认为是精神活动异常，大都会认为是一种"正常衰老"，仍然会养在家中。到了家属无法照料才会意识到问题严重进而送到医院进行治疗，因此住院原因也以攻击行为、自杀行为、生活不能自理等极端特征为主。

我国许多农村地区的老年人几乎被排斥在精神卫生服务体系之外。农村社区精神卫生资源匮乏，农村老年人精神卫生预防、治疗、康复服务难以落到实处，他们对精神健康问题的关注度、认知度及服务利用度都极低。湖南浏阳农村老年人情绪问题评估研究中，对重性抑郁障碍患者的一年后随访研究结果就充分说明了上述问题。该调查的样本人群中没有人曾接受过专业的精神卫生服务，他们的社会联系中也没有人识别患者的情绪问题。④ 农村老年人精神卫生服务仍然是"盲区"，没有能够承担相应服务职责的载体，全国大部分区县无任何精神科床位。⑤ 落后地区、偏远地区、农村地区的老年人精神健康服务需求满足状况令人堪忧。

二、国内外研究评述

对与本研究相关领域的国内外研究进行针对性回顾后发现：

一是我国农村老年人精神健康问题日益严重，但精神卫生服务缺乏功能分化，很少有专门的老年精神专科服务，专门针对农村精神卫生资源及老年人精神

---

① 姜佐宁、王昭：《老年住院精神病人 35 年来的概况与临床特征》，《中华神经精神科杂志》1987 年第 4 期。

② 姚万国：《老年期精神障碍 10 年间住院概况分析》，《中国民康医学杂志》2005 年第 3 期。

③ 陈静芳、陈丽辉、朱志启：《189 例老年住院精神病人分析》，《实用神经疾病杂志》2004 年第 5 期。

④ 胡宓：《社会联系、社会支持与农村老年人情绪问题相关研究》，博士论文，中南大学，2012 年，第Ⅲ页。

⑤ 马宁、严俊、马弘等：《2010 年中国精神卫生机构和床位资源现状分析》，《中国心理卫生杂志》2012 年第 12 期。

卫生服务利用的研究极少。事实上农村老年人是一个庞大的群体，随着社会老龄化加剧，老年人不仅因躯体器质性病变导致的老年性精神障碍发病率和患病率大幅增加，而且急剧的社会变迁（如普遍存在的留守问题）以及来势凶猛的老龄化使我国农村老年人精神健康问题成为十分严重的社会问题，越来越紧迫地需要寻求解决。大量研究证据表明，农村老年人精神健康服务有其群体特殊性，因此，精神卫生资源配置必然要考虑其群体特征。党的十八届三中全会提出要大力发展老年服务产业以更好地满足老年人特殊的服务保障需求，所以，对农村精神卫生资源及老年人精神卫生服务利用进行专门研究具有一定的必要性和前瞻性。

二是现有精神卫生资源配置研究以数据统计居多，综合分析较少。本课题组在前期研究中发现，精神卫生资源配置可能会受相关社会因素及老年人精神健康服务需求的影响，但已有成果大都将精神卫生资源与精神卫生服务需求分开进行研究，尚未对三者结合研究给予关注。将社会因素、精神卫生资源及老年人精神卫生服务利用、精神健康服务需求置于同一个框架中分析，对探讨社会因素和需求对农村精神卫生资源及老年人精神卫生服务利用的影响及资源配置中存在的现实问题具有重要意义。

三是现有精神卫生资源配置研究大多以省域或地市域为分析的最小行政单位，且研究的区划数量不多。我国大多数省市区所辖地理面积和常住人口的数量都很大，且省域或地市域超出了大多数农村老年人的行动范围，以此为分析单位会因统计范围过大而掩盖很多基层特有的问题，尤其是农村精神卫生服务的地理公平性和可及性可能会因数据统计范围过大导致的"被平均"现象而失真，进而使得农村老年人精神卫生服务的供需困境难以被真实体现。

第二章　研究框架设计

第一节　研究目标

本研究以公共卫生理论、健康权利理论、公共产品理论、公共伦理学、系统论等为理论基础，以县乡两级精神卫生机构的精神卫生资源横断面数据、农村老年人对精神健康服务需求的主观评价结果及样本地区的县域经济水平、精神卫生制度、地理特征、一般卫生资源等数据为分析对象，采用文献研究、问卷调查、描述性统计、基尼系数分析、洛伦兹曲线、相关性分析等方法对农村老年人精神健康服务需求、县域精神卫生资源配置、县域社会因素进行调查和分析，并对三者之间的关系进行探讨。基于上述研究结果，提炼出农村老年人精神卫生资源配置的影响因素及存在的系列现实问题，并在对现实问题进行分析和筛选的基础上，对农村老年人精神卫生资源均等化配置提出政策建议。本论文尝试通过对上述内容的研究达到如下研究目标：

一是以农村老年人精神健康服务需求调查数据为基础，分析农村老年人精神健康服务需求的总体特征，及精神卫生知识、经济收入等对农村老年人精神健康服务需求的影响。

二是以县域精神卫生机构的资源调查数据为基础，对农村老年人精神卫生资源配置现状进行描述性统计分析以获得其总体特征，对农村老年人精神卫生资源配置进行地区比较分析以获得其地理空间特征。

三是通过对县域经济水平、地理特征、精神卫生制度状况、卫生资源状况、需求状况等与精神卫生资源的关系分析，探讨农村老年人精神卫生资源配置的影响因素及当前亟待解决的问题。

四是针对上述分析梳理的问题，提出促进老年人精神卫生服务体系可持续发展的政策措施建议。

第二节　研究内容

本论文的主要内容包括五部分，即精神卫生资源配置的理论基础、农村老年人精神健康服务需求调查、农村精神卫生资源及老年人精神卫生服务利用情况调查、农村精神卫生资源及老年人精神卫生服务利用的影响因素分析、农村精神卫生资源均等化配置及促进老年人精神卫生服务利用的对策建议。上述除第一部分外的其他四部分内容中，老年人精神卫生资源配置与利用情况及它们的影响因素是分析的主体部分；精神健康服务需求则是与之紧密相关的内容，原因在于在我国当前精神卫生机构财政补贴普遍严重不足的背景下，精神健康服务需求会通过影响精神卫生机构业务量而影响机构的发展空间和资源配置情况，客观上属于精神卫生资源的市场化配置范畴；对策建议部分则是管理学研究的必要内容，因此本研究最终确定为上述几部分内容。

一、精神卫生资源配置的理论基础

该部分主要包括对农村老年人、精神健康服务需求、农村精神卫生资源、精神卫生资源配置相关社会因素的概念进行界定，从公共卫生理论、健康权利理论、公共产品理论、公共伦理学、系统论等视角阐述老年人精神卫生资源配置的理论基础。

二、农村老年人精神健康服务需求调查

农村老年人精神健康服务需求调查部分主要对样本地区老年人，调查内容包括农村老年人的一般人口学特征、生活质量情况、对精神健康知识知晓情况、精神健康状况、精神卫生服务状况等调查结果进行总体分析和组间比较。

三、农村精神卫生资源及老年人精神卫生服务利用情况调查

农村精神卫生资源及老年人精神卫生服务利用调查部分主要以县域精神卫生机构人力、物力、财力、老年人精神卫生服务利用四类数据为主要指标，对精神卫生资源配置现状进行描述性统计分析，以及地理密度和人口密度、地理

公平性和人口公平性以及精神卫生服务可及性的县域间比较分析。重点对农村精神卫生资源及老年人精神卫生服务利用现状进行描述性统计分析以获得其总体特征,如县域精神卫生机构的专科医生、护士、医技等其他人员的数量和质量,精神卫生机构的数量和分布,床位的数量和利用率,政府对精神卫生机构的投入,老年人精神卫生服务的数量和形式等。对农村精神卫生资源及老年人精神卫生服务利用进行地区比较分析以获得其地理空间特征,如县域精神卫生人力、物力、财力资源的地理密度和人口密度、地理公平性和人口公平性、可及性等。

四、农村精神卫生资源及老年人精神卫生服务利用的影响因素分析

农村精神卫生资源及老年人精神卫生服务利用的影响因素分析部分主要探讨农村精神卫生资源及老年人精神卫生服务利用与相关社会因素及需求之间的关系。农村老年人精神卫生资源指标包括人力、物力、财力、老年人精神卫生服务四类,社会因素指标包括县域经济水平、县域精神卫生制度、县域地理位置、县域卫生资源。

五、农村精神卫生资源均等化配置及促进老年人精神卫生服务利用的对策建议

对上述分析结果进行梳理,即当前精神卫生资源配置存在的问题,如县域精神卫生资源存量、县域精神卫生资源的人口公平性和地理公平性、老年人精神卫生服务的供给数量和供给形式等;农村老年人精神卫生服务需求存在的问题,如精神卫生知识知晓率、精神障碍患病率、过去的精神卫生服务利用行为及未利用的原因、未来对精神卫生服务供给的期望等;当前财政投入模式、地方经济水平、制度、地理位置对精神卫生资源配置的影响等。提炼出我国农村老年人精神卫生资源配置影响因素及存在的一系列现实问题,并提出对策性建议。

第三节　研究方法

本项目的研究方法主要包括对三类基础数据进行调查和分析所采用的方法。

一是湖南省农村老年人精神健康服务需求调查数据，采用自制问卷和分层整群抽样的方法进行实地调查，并将调查数据资料用 EXCEL2007 和 DPS9.0 建立数据库，进行描述性统计分析和方差分析。二是湖南省县域精神卫生资源数据，采用自制调查表进行实地调查及文献资料和官方统计信息获得所需数据，将数据用 EXCEL2007 和 SPSS18.0 建立数据库，进行描述性统计分析及洛伦兹曲线和基尼系数分析。三是湖南省农村精神卫生资源及老年人精神卫生服务利用的相关社会因素数据，采用自制调查表进行实地调查及文献研究法获得相关数据，按指标将数据输入 SPSS18.0 软件中，采用 Spearman 相关分析方法探讨农村精神卫生资源及老年人精神卫生服务利用与相关社会因素之间的关系。

第四节　技术路线

技术路线如图所示，其中每个方框内含有步骤（S）、主要方法（M）、预期结果（C），字母后标数字表示顺序，箭头指向表示研究程序。(见图 2-1)

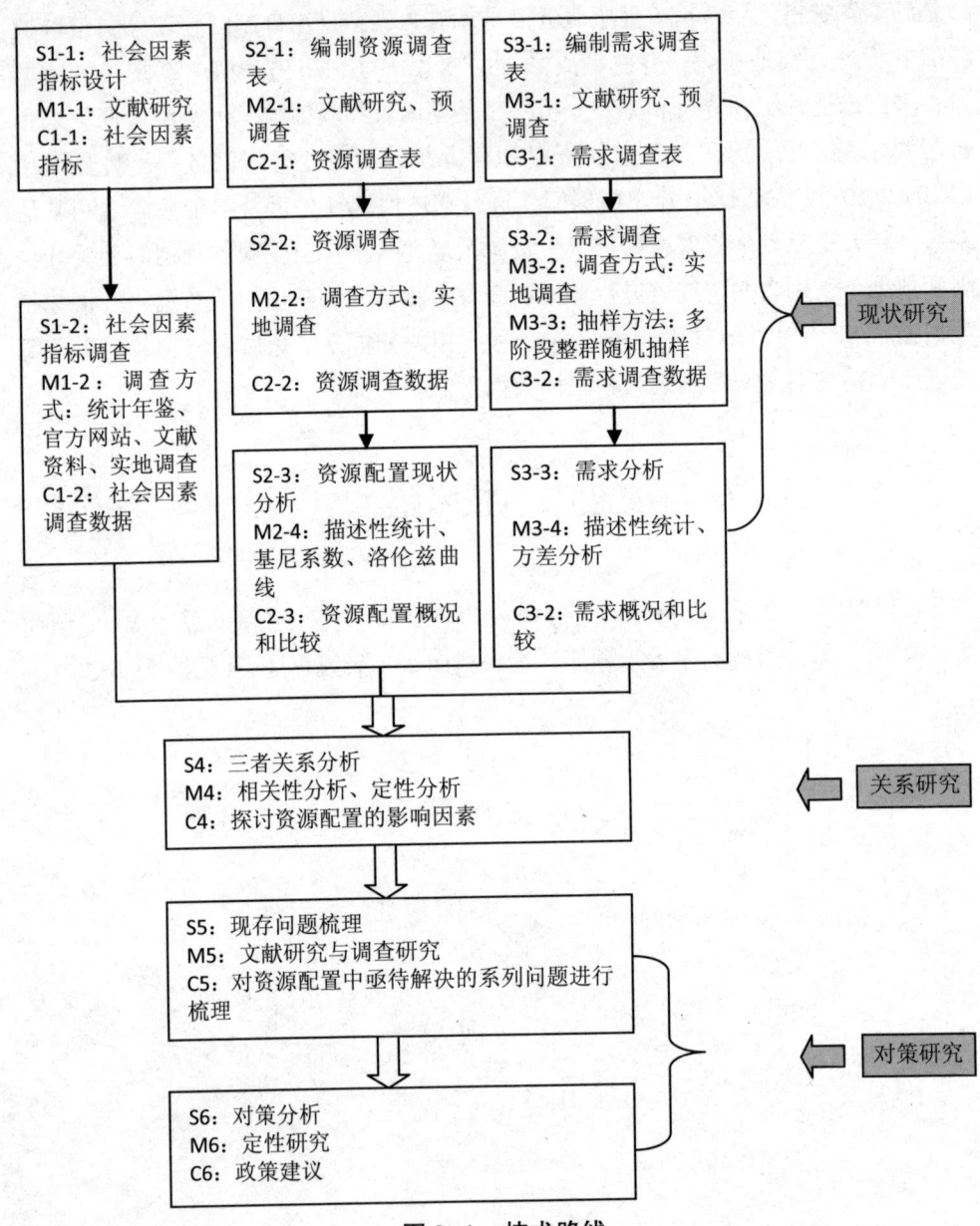

图 2-1　技术路线

第三章　精神卫生资源及老年人精神卫生服务利用的相关理论基础

第一节　主要概念界定

一、农村老年人

辞海中将"农村"一词解释为"农业生产者的居住地,多为人口聚居的村落,或是散居的田野"。其特征主要包括人口密度低,居住较分散;大多以农为业,家族聚居,成员间相互协作,多有血缘关系;经济文化水平较低,发展缓慢。但就人口统计口径而言,我国没有对"农村人口"进行具体划定,只是确定了"市镇总人口"和"乡村总人口"这两个人口统计指标。其中,"市"是指经国家规定成立"市"建制的城市,"镇"是指经省、自治区、直辖市批准的镇。1984 年国务院在批转民政部 [84] 国发 165 号文件《关于调整建镇标准的报告的通知》中规定,凡县级地方国家机关所在地,或总人口在 2 万人以下的乡,乡政府驻地非农业人口超过 2000 人的,或总人口在 2 万人以上的乡,乡政府驻地非农业人口占全乡人口 10% 以上的,均可建镇。"乡村总人口"指县域内(不含镇)的全部人口。

对于老年人的界定,WHO 有两个标准,一是在发达国家将 65 岁以上的人群定义为老年人;二是在发展中国家(特别是亚太地区)将 60 岁以上的人群定义为老年人。长期以来,我国被归属于发展中国家行列,因此,我国中华医学会老年分会于 1982 年建议采用 WHO 对老年人定义的第二种标准,即 60 岁以上的人群均可称之为老年人。①

---

① 刘新莲、戴红霞、曹艳冰:《我国老年人健康状况及其相关因素的研究进展》,《解放军护理杂志》2006 年第 5 期。

根据上述解释和规定，结合本研究所确定的特定研究对象，本研究中的"农村老年人"是指在各县市的行政村连续居住一年以上、年龄≥60岁的老年人。其中"各县市"不包括县级市辖区及地级市政府驻地的城市。

二、精神健康服务需求

世界卫生组织将健康定义为"不仅仅是没有疾病，而是一种生理、心理、社会适应能力的完美状态"。该定义表明，"健康是一种完美的状态，精神卫生是其不可或缺的一部分"。但这里需要引起注意的是，精神健康和精神障碍是一个相对概念，两者之间没有明确的分界，只是处于"精神健康光谱"中的不同位置，是某种精神状态的不同表现。[1] 黄希庭教授将心理健康视为一个连续体，它的一端是心理疾病或障碍，另一端则是人格健全，两端的中间则是心理机能正常或其他中等程度的心理健康状态。[2] 从这个意义上理解，精神健康远远不只是消除精神障碍，精神卫生的健康促进和精神障碍的预防，与精神障碍的诊断和治疗同等重要。[3]

健康促进（health promotion）是1986年11月21日世界卫生组织在加拿大渥太华召开的第一届国际健康促进大会上首先提出的，是指运用行政的或组织的手段，广泛协调社会各相关部门以及社区、家庭和个人，使其履行各自对健康的责任，共同维护和促进健康的一种社会行为和社会战略。世界卫生组织指出："精神障碍的预防是优先的公共卫生问题。"[4] 世界卫生组织把健康教育与健康促进、计划免疫和疾病监察定为疾病预防控制的三大战略措施，尤其是在新的医学模式中，健康教育与健康促进的作用居于十分重要的地位。我国精神卫生工作方针一直都将"预防为主"列为首位，《全国精神卫生工作规划（2015—2020）》提出的"城市、农村"普通人群心理健康知识知晓率分别达到70%、50%的目标，就是旨在通过宣传教育活动，宣传普及精神卫生专业知识，提高全社会对精神卫生问题的关注度和认知度，消除偏见与歧视，帮助居民树立正确的态度，为他们积

---

① 〔美〕R. 保罗·奥尔森等：《四国精神卫生服务体系比较——英国、挪威、加拿大和美国》，石光，粟克清等译，人民卫生出版社2008年版，第3页，第5页。

② 罗鸣春：《中国青少年心理健康服务需求现状研究》，博士论文，西南大学，2010年，第3页。

③ 〔美〕R. 保罗·奥尔森等：《四国精神卫生服务体系比较——英国、挪威、加拿大和美国》，石光，粟克清等译，人民卫生出版社2008年版，第3页。

④ 张明园：《精神障碍的一级预防》，《中国循证医学杂志》2006年第8期。

极利用精神卫生服务提供较为宽松的社区环境，以实现促进精神健康、预防精神疾病、及时利用精神卫生服务的目的。就精神障碍的不同程度而言，预防性服务是一种主动性服务，其主要功能和任务在于对心理异常者实现早发现、早治疗、早复健、防止恶化；治疗性服务是一种补救性措施，其主要功能和任务在于做好精神康复，防止慢性精神疾病导致残废和依赖，提高病患者的自我照料能力。[①]但是，从事物的发展规律而言，精神健康服务应该是一个连续体，在为不同精神健康水平的老年人提供他们所需要的预防性服务或治疗性服务上，两者不可偏废。因为预防性服务的充分供给，能在很大程度上减轻治疗性服务的压力，尤其是精神病人的特殊性而存在长期压床问题，使得精神卫生资源利用效率较低。而预防性服务则有助于促进精神健康问题的及时解决，减少治疗性服务需求，有利于精神卫生资源发挥更大效用。

基于上述分析，本研究将农村老年人的精神健康状况、精神健康知识以及对县域内精神卫生服务的利用和需求情况进行调查，并对调查数据进行整体分析和组间比较。

三、农村精神卫生资源配置

资源是人类赖以生存和发展的基础，是某一特定区域内所拥有的人力、物力和财力等各种物质要素的总和。人们对资源的认识经历了由自然资源到经济资源再到社会资源，从小资源到大资源的过程和路径。[②] 在工业社会建立之前，资源主要包括如土地资源、矿产资源、水利资源、生物资源和海洋资源等自然资源；进入工业社会后，资本、人力、科技资源等社会资源被纳入资源范畴；随着知识经济、信息时代的到来，人们把对资源中社会资源的认识扩展到知识资源和信息资源。对于资源配置的含义表述有多种。美国学者格林沃尔德在《现代经济词典》中提出，资源分配是指资源在不同用途和不同的使用者之间的分配。资源配置是对稀缺资源在各种可能的用途之间进行选择、安排、搭配以获得最佳效率的过程。[③]《简明不列颠百科全书》认为"资源分配是指生产性资产在不同用途之间的分配"。国内学者对资源配置的解释也比较多："社会经济资源在社会生产各

---

① 罗鸣春：《中国青少年心理健康服务需求现状研究》，博士论文，西南大学，2010 年，第 4 页。

② 韦正球：《大资源观初探》，《学术论坛》2006 年第 2 期。

③ 〔美〕D. 格林沃尔德（主编）：《现代经济词典》，商务印书馆 1983 年版，第 110 页。

个领域、各个环节和各个地区之间的安排和布置"①;"资源配置又称资源分配,是指资源在不同用途和不同所有者之间的分配状况"②;"资源配置指的是对经济资源在各种可能的生产用途之间作出选择,以获得最佳效率的过程……"③"资源配置即为怎样分配使用可有多种用途但数量有限的资源来满足轻重缓急的各种需要。"④

卫生资源是指在一定社会经济条件下,社会投入相关卫生部门、机构,且归相关部门应用和拥有的人力、物力、财力等的总称,包括硬资源和软资源两大类。⑤ 卫生硬资源是指卫生机构、人力、物力(医院床位和医用设备)、卫生经费等有形资源;卫生软资源是指医学科技、医学教育、卫生信息、卫生政策、卫生法规等无形资源。⑥ 卫生资源配置有广义和狭义之分,广义的卫生资源配置是指资源如何向卫生行业分配以及卫生行业内的资源分配。狭义的卫生资源配置是指卫生资源在卫生行业(或部门)内的分配与转移流动。程小明在《卫生经济学》(第二版)中将卫生资源配置界定为"卫生资源是决定在何处筹集、组织和消耗卫生资源的一种决策过程"。

与一般性卫生资源相比,农村精神卫生资源有其特殊性,它是依托于初级卫生保健网之中的。WHO 于 1981 年提出"以社区为基地的康复(CBR)"方针⑦,认为在发展中国家的初级卫生保健网之外,专门建立一个用于精神卫生防治的保健网几乎是不可能的事,所以建议发展中国家"在初级卫生保健机构中治

---

① 厉以宁:《市场经济大辞典》,新华出版社 1993 年版,第 67 页。
② 张跃庆、张念宏:《市场经济大辞海》,中国国际广播出版社 1994 年版,第 30 页。
③ 周连久:《层次分析法在资源配置中的应用》,《新疆学刊(哲学社会科学版)》1994 年第 2 期。
④ 沈满洪:《资源与环境经济学》,中国环境科学出版社 2007 年版,第 1 页。
⑤ 吴国安、雷海潮、杨炳生等:《卫生资源配置标准研究的方法学评述》,《中国卫生资源》2001 年第 6 期。董伊晖、郭强、徐国桓:《高科技条件下医疗卫生资源配置中的效益和公平问题》,《医学情报工作》2004 年第 4 期。
⑥ 冯毅、罗娅:《卫生资源配置与利用研究概述》,《社会医学杂志》2008 年第 3 期。马进、孔巍、刘铭:《卫生资源配置的经济学思考》,《中国卫生资源》2005 年第 5 期。
⑦ WHO World Mental Health Survey Consortium. Prevalence, Severity, and Unmet Need for Treatment of Mental Disorders in the World Health Organization World Mental Health Surveys. *The Journal of the American Medical Association*, No.291, 2004.

疗精神障碍"。基于此，美国南卡罗莱纳州①、印度②等地进行了社区服务模式防治农村精神障碍试验，试验结果表明，运用以社区为基础的保健模式对精神卫生资源匮乏的农村地区精神障碍患者是适用和可行的。

我国于20世纪50年代开始启动农村社区精神卫生工作，卫生部于1958年在南京召开了全国第一次精神病防治工作会议，该会议提出农村与保健站结合，有计划地设立社区精神疾病防治所。③我国农村社区精神卫生工作的发展则以农村初级卫生保健机构为依托。农村初级卫生保健机构早在60年代就已建立，半个多世纪以来，这些机构不仅为我国卫生服务系统培养了大批初级卫生保健工作人员，而且为快速实现农村精神卫生工作人力供给提供了条件。除此之外，20世纪70年代建立的精神疾病三级防治网，亦为我国农村精神障碍的防治奠定了坚实的基础。许多地方还对农村社区精神卫生服务模式进行了有益的探索，比较有代表性的有山东烟台、四川新津、浙江、吴江、东北、湖南浏阳等地进行的探索试点工作。尽管上述地区的具体工作方式略有不同，但有一个共同点，即都是以农村基层三级卫生保健网络为依托。我国农村三级卫生机构主要由县级医院、乡镇卫生院和村卫生室构成，这些机构不仅构成了农村卫生服务体系中的防治主体，而且其拥有的卫生服务资源几乎占据了农村的全部卫生资源。④农村精神卫生服务体系就是以此为基础设立县、乡、村精神疾病三级防治网，在农村开展精神疾病防治康复工作，是农村居民精神健康保障的重要支柱。

综上分析，本研究将精神卫生资源界定为社会投入精神卫生服务领域的人力、物力和财力的统称，主要包括精神卫生人力资源、精神卫生物力资源、精神卫生财力资源、精神卫生技术资源、精神卫生信息资源和卫生管理资源等。精神卫生资源配置是指将筹集到的精神卫生资源在精神卫生行业内部的分配与转移，公平、高效地分配到不同地区、人群和服务项目，目的就是在于满足社会对精神卫生资源的需求。具体包括是否需要提供卫生服务、需要提供何种卫生服务、提供哪些卫生资源、卫生资源如何在不同用途之间分配等内容。鉴于我国农村精神

---

① Gold PB, Meisler N, Santos AB, et al.Randomized Trial of Supported Employment Integrated With Assertive Community Treatment for Rural Adults With Severe Mental Illness.*Schizophr Bull*, Vol. 32, No.2, 2006.

② Chatterjee S, Patel V, Chatterjee A, et al.Evaluation of a Community-based Rehabilitation Model for Chronic Schizophrenia in Rural India.*The British Journal of Psychiatry*, No.182, 2003.

③ 陈希希、肖水源：《我国农村社区精神疾病防治的发展现状及展望》，《实用预防医学》2004年第1期。

④ 黄明奎：《华东三省市农村卫生机构财务状况研究》，博士论文，复旦大学，2012年，第Ⅲ页。

卫生服务实际情况，将农村精神卫生资源的调查对象界定为样本地区各县市辖区内的精神卫生机构，包括精神卫生专科机构、综合医院精神科、提供精神卫生服务的乡镇卫生院，主要调查内容包括上述机构的人力、物力、财力资源、老年人精神卫生服务利用情况等。

四、精神卫生资源配置相关社会因素

本研究前期调查发现，精神卫生资源配置具有很强的地理空间特征，地方经济、制度、地理位置、一般卫生资源等与精神卫生资源配置紧密相关。在地理空间范围的选择上，现有研究大多以省域为分析单位，统计范围过大，不能正确反映精神卫生服务在县市级行政区域层面存在的问题。从 20 世纪 50 年代按照行政区划组建起来的以县级医疗卫生机构为技术指导中心、乡镇卫生院为承上启下的重要枢纽、村卫生室为直接面对广大农民群众的前哨的农村三级医疗预防保健网，是一个结构相对完整的农村卫生服务体系，为广大群众能够就近就医提供了组织依托[1]，但近年来该农村卫生服务体系未能随着经济社会的进步而同步发展。近年来，农村"看病难，看病贵"问题饱受诟病，深入分析发现，"看病难"的实质是寻找优质卫生资源难，"看病贵"则很大部分源于在寻找优质卫生资源的过程中要付出更多额外成本，尤其是城市大医院就医费用明显高于农村，与农村居民收入水平不相符，加剧了农村居民的看病难和看病贵现象。就我国当前的精神障碍防治网络而言，没有精神卫生服务机构的县市还比较多，即使一些县市建立了一些精神卫生机构，但其拥有的资源质量仍然很差，所以，当农村地区老年人出现精神健康问题时，不得不选择去城市的精神卫生防治机构就诊。农村居民的这种就医选择，不仅导致医疗保险支出和个人及家庭的负担明显加重，而且使社会不稳定因素得以大大增加。有调查数据显示，同一种疾病的治疗在县医院诊疗的总费用明显低于城市大医院。将 2009 年综合医院医疗费用进行比较，以门诊均次费用为例，部属医院为 305 元，省属医院为 238 元，县医院仅为 110 元；以出院病人平均费用为例，部属医院为 1.52 万元，省属医院为 1.21 万元，县医院仅为 3000 元。[2] 去外地就医还要付出额外的成本（比如路途交通费用和食宿费用等），居民求医过程中的经济负担显著高于其支付能力。

事实上，"看病难，看病贵"问题在很大程度上是就医可及性差的一种外在

---

① 郝华：《湖北省农村合作医疗制度的历史考察》，硕士学位论文，华中师范大学，2007年，第 11 页。

② 张茅：《县域医疗卫生改革发展的探索与实践》，《管理世界》2011 年第 2 期。

表现。我国农村基层三级卫生保健网络几乎占有农村全部的卫生资源，如果能够充分依托该网络，广泛建立"大病不出县"的农村居民精神健康医疗保障网络，全面提高精神卫生服务的地理可及性和经济可及性，就能使大部分精神卫生问题在县域内得到有效治疗，这对于行动范围普遍局限于社区、经济水平普遍较低的农村老年人意义尤其重大。因此本研究选择以县域为最小的行政单位作为分析对象，从地方经济水平、精神卫生制度、地理位置、卫生资源、精神健康服务需求等方面考察影响精神卫生资源配置的社会因素。

（一）县域经济状况

有效的财政卫生投入政策是精神卫生资源有效配置的最大保障。精神卫生作为公共卫生的一部分，其外部性必然导致资源配置的市场失灵，政府必须使用公权力为之承担主要责任。但中央卫生投入制度中政策性投入策略的过多使用在客观上造成了精神卫生投入政策的失真。许多精神卫生制度文件中都采用了政策性投入策略（即只给政策不给钱），比如《全国精神卫生工作体系发展指导纲要（2008年—2015年）》规定，"各地要根据本地区经济社会发展水平和精神卫生工作需要，建立稳定的精神卫生工作投入机制，安排必要的工作经费"，"东部地区和有条件的地区可以适当增加轻型精神疾病基本医疗服务的资源"。这些都是政策性投入策略，其执行结果受地方财政能力的高低所决定。

卫生领域的分权改革则使得卫生支出责任层层下移，地方政府逐渐成为公共卫生支出的主体，据统计，我国绝大多数卫生事业费来自地方财政。[1] 改革开放以来，我国经济发展水平的地区差异逐步拉大。经济发展水平的空间差异导致地方财政对精神卫生的供给能力存在巨大差异，加之目前还没有从制度体制上很好地解决扶持贫困落后地区的财政转移支付问题，致使经济发展水平低的地区精神卫生的贫弱地位未能得到有效改善。各地精神卫生投入差异随着地方经济发展和地方财政能力差距的扩大而扩大，地方经济发展水平的差距成为精神卫生资源配置不均衡的重要因素。

地方经济水平也能反映一个区域内居民经济的能力，经济发展水平的空间差异会通过影响患者的支付能力而影响精神卫生机构的自我补偿能力。精神卫生医疗机构的财政补偿严重不足几乎是全国的普遍性问题。2008年上海市各区（县）精神卫生中心的收入中，政府财政补助占总收入比例最高的崇明县为69.91%，

---

① 孙燕铭：《当前卫生资源配置状况及政府责任的思考》，《华东经济管理》2006年第6期。

最低的普陀区和杨浦区分别仅为 6.75% 和 6.84%。[1] 2008 年山东潍坊的政府投入仅占精神卫生机构支出中人员经费的 18.6%。[2] 对于财政补偿普遍严重不足的精神卫生机构而言，医疗药品收入是其维持发展的最重要因素，因此居民精神卫生服务利用情况对医院自我补偿能力具有决定性作用，并对精神卫生资源的增量配置产生重要影响。2006 年上海、北京、天津三个直辖市的精神专科医院病床使用率分别是 111.2%、94.8% 和 114.1%，贵州、陕西、宁夏地区病床使用率分别只有 62.5%、58.0% 和 48.0%。上海、北京和天津三个直辖市的精神专科医院的出院者平均住院日分别是 213、178 和 121 天，其他省份则均少于 67 天，最低的贵州省则只有 25 天。[3] 由此不难看出，经济水平较低的地区，精神卫生服务利用情况也会较差，精神卫生专业机构的业务量也偏少，形成精神卫生服务供需双低的困境。

综上所述，地方经济状况是影响精神卫生资源配置的重要因素，所以本研究采用县域生产总值、人均生产总值、农民人均纯收入、地方财政收入与支出、人均地方财政收入与支出作为统计指标对影响农村精神卫生资源配置差异的地方经济因素进行分析的思路应当是可行的。

（二）县域地理特征

改革开放以来，日益显著的地区发展差异几乎体现在各个领域。对我国精神卫生资源进行空间配置分析时发现，全国精神卫生资源以东部地区最高，总体上呈现由东部向中西部递减的阶梯状分布特征，各省则大多以省会为中心，向偏远地区递减，形成由中心地区到外围地区的多层次空间非均衡分布特征，精神卫生资源匮乏地区大多为落后地区、边远地区、农村地区。

就精神卫生投入而言，它需要以地方财政投入能力和地方政府投入观念为基础，而各地区经济水平和政府投入观念具有显著差异，落后地区、边远地区、农村地区的投入能力与发达地区、中心地区、城市地区相比，前者明显低于后者，政府投入观念也大多比较落后。地区经济发展不平衡以及地方政府对精神卫生重视程度不同，会在客观上拉大精神卫生资源配置的地区差距，造成精神卫生投入的政策失真和地区结构不均衡。就精神卫生人力资源而言，经济发达地区、交通

---

① 陈洋、詹国芳、张云婷等：《上海市 19 个区县精神卫生服务筹资状况调查》，《上海交通大学学报（医学版）》2010 年第 8 期。

② 葛茂宏、王桂英、冷佃颜等：《潍坊市精神卫生机构建设及服务现况调查》，《中国心理卫生杂志》2010 年第 8 期。

③ 罗力、李伟、金春林等：《中国精神专科医院面临的住院服务压力和病人分流建议》，《中国卫生政策研究》2011 年第 9 期。

优势地区在吸引人才方面具有突出的比较优势，有调查表明精神卫生人才具有由不发达地区向发达地区、由农村地区向城市地区单向流动的特征，新的精神医学专业毕业生的就业选择也大多倾向于经济发达地区医院。[①] 保险水平、居民个人及家庭经济水平、精神卫生知识知晓水平、求医观念等的地区差异则通过影响不同地区居民精神卫生服务利用率，进而影响精神卫生机构的自我补偿能力。我国农村，尤其是经济水平低的、偏远的农村地区的老年人，年轻时期因社会整体经济水平低，加上计划经济时期工农业产品价值的不等价交换，他们为社会发展做出了自己的贡献，但很难有经济积累，进入老年后因社会保障水平低，经济收入难有保障，再加上文化水平普遍低，精神卫生知识匮乏，因此即使患病，也难以求医。落后地区、农村地区的精神卫生机构服务利用往往严重不足，自我补偿能力也必然较低，当地精神卫生机构收不抵支，根本不可能拿出更多的资金投入医院的扩大再生产，精神卫生服务供给不足与资源浪费并存。

各县市地理特征是精神卫生资源配置和精神健康服务需求的重要影响因素，因此本研究拟采用本县市与省会城市距离、本县市与地市政府驻地城市距离、本县市地理面积作为统计指标对影响农村精神卫生资源及老年人精神卫生服务利用的地理因素进行分析。

（三）县域精神卫生制度

完善的制度建设是精神卫生服务体系长期稳定发展的保障。我国近年来就精神卫生工作出台了多项文件，于 2013 年 5 月开始实施的《中华人民共和国精神卫生法》更是为全国范围内的精神卫生工作提供了一致的法律保障。但对相关文件进行文本分析时发现，许多文件的建议性、指导性过多，强制性不够，比如《中国精神卫生工作规划》中规定，"有条件的地方要开设老年心理咨询热线或心理咨询服务"。尽管这类制度条文的顶层设计本身不容质疑，但结果目标却因地方政府的政策执行力不足而大打折扣。

作为顶层设计的政策制度在实施过程中都存在地区差异，地方性政策制度的差异就更大，比如就需方保障的主要制度形式——医疗保险而言，调查发现从未接受过专业诊治的精神病患者经济困难是其主要的因素（84.4%）[②]，医保补偿水平对患者的支付能力甚为关键，并因此影响当地精神卫生行业的市场环境。我国目前没有专门针对精神疾病患者的险种，现有三大医疗保险涉及精神疾病患者

---

① 肖友生：《加强实力建设，造就维护社会和谐的精神卫生人才队伍》，《中国民康医学》2011 年第 4 期。吴凤清：《破冰之旅》，《中国医院院长》2010 年第 17 期。

② 毛文君、秦小荣、向云等：《成都市青羊区精神疾病患者社会保障情况对照研究》，《四川精神卫生》2008 年第 2 期。

的相关政策。东、中、西部 79 个城镇居民基本医疗保险试点城市的医疗保险及其他相关政策中对于精神疾病的特殊政策研究结果显示，西部完全没有相关特殊政策的城市所占比例要高于东部和中部，东部三大保险均有特殊政策的城市所占比例则高于中部和西部。① 保险中对精神疾病有特殊政策的城市在东中西部地区所占比例，城镇职工基本医疗保险为 55.2%、59.1%、42.9%，城镇居民基本医疗保险为 65.5%、45.5%、35.7%，新型农村合作医疗为 55.2%、36.4%、25.0%。该调查的样本城市都是三大医保制度较完善的地区，因此，精神卫生特殊政策保障的全国平均水平极有可能比上述结果中的水平要低，地区差异更为明显。

一般来说，经济实力较强的地区对医疗卫生的投入总量也较多，但有调查表明，政府观念对卫生投入同样具有重要影响，比如上海各区域的人均政府精神卫生投入差异就较大，投入最多的松江区为人均 24.74 元，最低的闵行区仅为 1.86元，说明经济水平不是影响精神卫生服务投入力度的唯一因素。② 政府重视与否对精神卫生工作至关重要，而"政府重视"通常是通过制定相关政策文件等形式体现，有效的地方制度保障对精神卫生资源配置具有重要影响。

本研究中县域精神卫生制度拟采用本县市是否有精神卫生领导组织和专职管理人员，是否有精神卫生相关制度及专门财政投入政策、新型农村合作医疗的医保补偿水平作为统计指标，对影响农村精神卫生资源及老年人精神卫生服务利用的地方制度因素进行分析。

(四) 县域卫生资源

"在初级卫生保健机构中治疗精神障碍"是世界卫生组织大力倡导的农村精神卫生服务体系发展的模式，我国多地实践证明，以农村基层三级卫生保健网络为依托建立精神疾病三级防治网是适用和可行的。县域卫生资源是县域精神卫生资源配置的基础，因此各县市卫生资源配置状况对精神卫生资源配置具有较大影响。

本研究中县域卫生资源拟采用各县市卫生机构数、床位数、卫生技术人员数作为统计指标，对影响农村精神卫生资源及老年人精神卫生服务利用的地方卫生资源因素进行分析。

---

① 梁迪、王群、应晓华:《我国精神障碍医疗保险政策现状分析》,《中国卫生政策研究》2011 年第 7 期。

② 陈洋、詹国芳、张云婷，等:《上海市 19 个区县精神卫生服务筹资状况调查》,《上海交通大学学报:医学版》,2010 年第 8 期。

第二节　理论基础

一、公共卫生

由美国公共卫生学家 Willslow 于 1920 年提出并被 WHO 采用的公共卫生概念，是指通过有组织的社区活动来预防疾病、延长生命和促进心理和躯体健康，并能发挥更大潜能的科学和艺术。这些努力包括：改善环境卫生、控制传染病、教育人们注意个体卫生、组织医护人员对疾病进行早期诊断和治疗，发展社会体制，保证每个人都享有足以维持健康的生活水平和实现其健康地出生和长寿。[①] 我国在 2009 年召开的全国卫生工作会议对公共卫生的定义是：通过国家和社会共同努力，预防和控制疾病与伤残，改善与健康相关的自然和社会环境，提供预防保健与必要的医疗服务，培养公众健康素养，创建人人享有健康的社会。尽管该概念与 WHO 所认可的概念有些许差异，但细究之，两者在宗旨上并没有什么不同，均是指向公众健康，在内涵上亦没有太大差异，均以改善环境等来预防和控制疾病。

精神障碍因其病理的特殊性和对社会的危害性，使得人们把精神卫生纳入公共卫生的范畴。但从公共卫生的本质而言，仅以院内服务形式关注重性精神病患者是远远不够的。我国农村老年人精神卫生服务供给一直存在资源总量不足和空间结构失衡的问题。据有关研究者进行的典型调查显示[②]，大部分县级和乡级政府缺乏对农村基本公共卫生服务机构投入的承担能力，而且中央财政用于公共产品和服务供给的资源分配存在明显的城乡差异和不公平，我国广大农村地区各种与经济社会发展相适应的公共开支缺少来源，加上部分地区的政府决策者出于政绩观念和经济利益的考量，会更倾向于那些可以短期就能明显见成效的项目。这种投入观念的结果必然会导致政府对于公共卫生重视程度和行政干预力度的削弱，对卫生经费的压缩、扣减、截留或挪作它用等现象时有发生。尤其是精神卫生机构，财政投入严重不足，自我补偿能力极低，发展十分困难。我国农村老年人精神卫生服务利用方面存在的问题，主要包括患病率高，经济承受能力差，对

---

① 龚向光：《论政府在公共卫生领域的职能》，《中国卫生经济》2003 年第 11 期。
② 任苒：《公共卫生的作用及政府职责》，《医学与哲学》2005 年第 8 期。

精神卫生知识的知晓率和正确选择就医方式的比例明显偏低，大多数老年精神障碍症状因缺乏单一而强有力的危险因素而缺乏足够关注，容易被当成正常衰老而被忽略等。精神卫生领域具有其行业特殊性，上述问题及现实发展困境不可能通过自然发展过程和市场化方式得到解决，因此该领域的公共卫生属性急需得到充分考虑，在农村老年人的精神疾病预防、治疗、康复服务供给，以及精神病人基本生存条件保障等方面，政府和社会应承担相应责任，依靠公共卫生模式推动该领域的发展和该类人群精神健康的保障，以逐步改变目前主要由个人和家庭判断需求和负责治疗的局面。

二、健康权利理论

人类个体的能力是最重要的社会资源，健康权是人的基本生存权之一，随着现代社会人权观念日益深入人心，人们越发尊重并保障身心障碍者的权益。《阿拉木图宣言》中指出：健康是一种基本人权，达到尽可能高水平的健康是一个世界范围的最重要的社会目标。并要求各国政府将促进公平作为卫生政策和改革的出发点和目的。世界卫生组织在制定"2000年人人享有卫生保健"的全球战略时就进一步重申了享有健康是基本的人权之一，为所有人群精神健康权利的保障提供了依据。

从健康权利的理论视角看，任何人都有可能会出现健康问题，医疗卫生活动是一项维持和修复人的基本生存和活动能力的社会活动[1]，是维护人体健康必不可少的，因此医疗卫生服务活动是每一个人维护健康权利的有效保障。国际社会就精神健康权利保护问题，通过了一系列有关身心障碍者的人权公约。1991年，联合国的《保障精神疾病患者和改善精神保健的原则》确定了精神卫生领域实践的最基本人权标准，以决议附件的形式提出了精神卫生法的25项原则。1996年，世界卫生组织归纳出《精神卫生立法——十项基本原则》。世界精神病协会制定了涉及精神科工作的伦理标准和道德准则的《夏威夷宣言》和《马德里宣言》，探讨精神病学的特殊道德含义，并为精神病专科医生制定出一套高尚的道德标准；2012年，WHO发布了一套以《残疾人权利公约》为基础，以确保精神障碍患者法律能力、人身自由、安全以及免于酷刑的质量—权利工具包（WHO Quality-Rights Tool Kit)，用以指导各国评估和检测本国的精神卫生体系。随着人权运

---

① 孙燕铭：《当前卫生资源配置状况及政府责任的思考》，《华东经济管理》2006年第6期。

动的兴起和 WHO 用以评估精神障碍患者权利工具包的推广，越来越多的国家认识到精神卫生立法的重要性，人们开始意识到对精神障碍者的保护应以患者的需要为中心。①

老年人是精神障碍易感人群，精神障碍患者病程长、致残率高、经济状况差、就医率极低是其普遍的特点，尤其是我国农村老年人，年轻时期受教育机会少，经济收入水平低，生存压力大，老年时期经济水平仍然低，了解精神卫生知识的机会和能力有限，一旦患病，其精神健康权利很难依靠个人及其家庭得到保障。因此，政府有责任为所有公民，尤其是处于弱势地位的老年人，提供大致相同的基本精神卫生服务，将农村老年人精神健康问题纳入公共卫生服务范畴，利用公权力为所有老年公民提供必需的精神卫生服务以保护他们的基本人权。

三、公共产品理论

从公共经济学的理论视角看，社会产品包括公共产品和私人产品。萨缪尔森在《公共支出的纯理论》中将公共产品定义为公众受益的产品，纯粹的公共产品或劳务是指每个人在消费这种物品或劳务时不会导致别人消费该种产品或劳务的减少。效用的不可分割性、消费的非竞争性和受益的非排他性是公共产品或劳务区别于私人产品或劳务的三个显著特征。而凡是可以由个别消费者所占有和享用，具有敌对性、排他性和可分性的产品就是私人产品。介于二者之间的产品称为准公共产品。②

从这个理论视角而言，精神卫生是一种准公共产品，具有较高的社会效益和经济效益，其外部性十分明显。老年精神病人经治疗病愈或病情缓解后，不仅能使老人更有尊严的生活，使其家庭减轻负担及回归正常，而且能减少乃至避免因其精神失常所可能产生危害社会的行为。如公安部门 2005 年全国调查显示，重性精神病患者平均肇事肇祸率为 2.68%，自 2005 年实施 "686" 项目（中央转移支付地方重性精神疾病管理治疗项目）后，2006 年至 2010 年间，项目地区接受管理治疗的重性精神病患者的平均肇事肇祸率降为 1.1%③，精神卫生服务的

---

① 陈子恺：《精神卫生法实施后精神病专科医院管理转型研究——以广州市脑科医院为例》，MPA 学位论文，兰州大学，2014 年，第 1 页。

② 陈子恺：《精神卫生法实施后精神病专科医院管理转型研究——以广州市脑科医院为例》，MPA 学位论文，兰州大学，2014 年，第 4 页。

③ 卫生部：《我国重性精神病防治面临四大挑战》，2011 年 8 月，新华网（http://news.xinhuanet.com/society/2011-08/16/c_ 121868141.htm）。

正外部性十分明显。精神疾病的负外部性则表现在，在我国以家庭养老为主的背景下，较高的老年精神障碍患病率必然影响更多家庭的经济水平和生活质量，患者家庭的成年后代（如子代或孙代）会因承受沉重的经济和照护负担而耗费精力无法安心工作。当这类家庭占社会家庭总数比重持续升高时，整体社会生产力水平必将受到巨大负面影响。此外，精神障碍患者引起的肇事肇祸事件有时会造成极其严重的后果，因此全球普遍存在公众对精神疾病患者的担心和恐慌，对社会、政治、经济安全具有较大的潜在危害性。

精神卫生服务的外部性使患者及其家属因低估其治疗的实际社会效益而造成全社会精神卫生服务有效需求不足，在供给上导致精神卫生资源配置的市场失灵，即由于内在功能缺陷和外部条件缺陷引起的市场机制问题导致市场不能达到资源的最优分配，公共物品和准公共物品具有非排他性和非竞争性的特征，导致这些产品和服务既不能像私人物品一样在市场上自发而有效的生产，也无法按照市场机制的方式进行配置。① 何况精神疾病防治工作的长期弱势地位使我国政府在过去一段时间在精神卫生服务供给上严重不足。因此，全社会必须充分认识精神卫生服务的准公共产品属性，并应达成广泛共识，切实加大对农村老年精神卫生服务领域的投入，改变我国在农村老年人精神健康体系建设投入上的长期欠账、发展普遍滞后的困境。

四、公共伦理学价值

公共管理中的公共伦理概念被界定为"用以规范公共管理主体的行为，以保证公益事业的公正性，合理有效地实现公益事业目标的准则体系"②。公共伦理是对公共领域中伦理关系的调节，其所涉及的主体是公共组织，客体是公民个人的阶级阶层、组织和群体（即受益于公共事务的对象），公正是公共伦理学的一个中心概念。从伦理学的理论视角看，卫生服务是人们生活的基本需要之一，卫生资源配置的有效性直接关系到人民群众的健康权益和卫生利益，因此健康公平在医学伦理价值体系中居于中心地位。③ 维护精神健康，减少疾病带来的痛苦具有特殊的无可比拟的价值。但是疾病的产生原因十分复杂，精神疾病病因迄今还未能完全研究清楚，很多是超出个人能力控制范围的。卫生部估计我国有各种重

---

① 任苒：《公共卫生的作用及政府职责》，《医学与哲学》2005 年第 8 期。
② 高力：《公共伦理学》，高等教育出版社 2002 年版，第 12 页。
③ 孙燕铭：《当前卫生资源配置状况及政府责任的思考》，《华东经济管理》2006 年第 6 期。

性精神障碍患者约 1600 万人，以我国每个家庭平均人口数为 3.1 推算，重性精神障碍会对约 5000 万家庭成员产生影响①，精神疾病病程长，治疗和照护的沉重负担对大多数家庭而言都是难以承受的。公平地获得有效的医疗保健是新公共卫生概念的要素之一②，医疗卫生公平要求"伦理原则决定经济原则"。

我国改革开放后实行医疗卫生服务市场化是一把双刃剑，一方面促进了医疗服务资源的总量增长；另一方面导致了医疗卫生服务的公益性特征的模糊化和医院发展目标的经济利益最大化。医疗卫生服务公益性特征的模糊与发展目标的经济利益最大化，不仅使医疗卫生服务的公平性遭到极大地破坏，而且在客观上拉大了不同地区、不同人群以及城乡之间的差距，造成了我国城乡卫生资源配置的严重失衡。世界银行曾将政府职能分成解决市场失灵问题和促进社会公平两类。众所周知，市场失灵是由市场机制不完善造成的客观结果。公共卫生作为一种产品，因其公共性、低利润或无利润性等特征而使得市场不愿意生产和提供，因此，当市场机制下的公共卫生产品供给出现失衡时，作为公共利益代言人的政府就有责任出来遏制医疗卫生服务的市场失灵。政府遏制医疗卫生服务市场失灵的办法很多，其中保证将一定数量的财政预算用于公共卫生支出就是最好办法之一。因为充足的公共卫生经费是实现健康广覆盖和改善公平目标的有力保障，否则，基本公共卫生服务的发展就会受到限制。③ 将卫生资源在城乡之间进行公正分配，其实质就是遵循"最大多数人的最大幸福"原则，从根本上解决"健康公正"的问题。因此，政府必须遵从公共伦理准则，承担起农村老年人精神健康的公共卫生服务责任，为老年精神障碍患者提供预防、治疗、康复服务，逐步改变当前精神卫生投入方向单一、改变农村老年人精神健康问题一直被忽略的局面。

五、系统论

系统是要素按照一定框架结构组成的具有特定功能的多元集。系统原理的基本含义主要包括：事物都是由若干元素组成的系统，组成事物的各个元素相互联系并形成一定的结构，系统的结构决定系统的功能，系统的整体功能大于各组成

---

① 肖水源、周亮、王小平等：《精神卫生立法的公共卫生视角》，《中国心理卫生杂志》2012 年第 2 期。
② 何文姬：《公共卫生政策视角下上海市精神卫生问题研究》，MPH 学位论文，上海交通大学，2008 年，第 10 页。
③ 任苒：《公共卫生的作用及政府职责》，《医学与哲学》2005 年第 8 期。

部分孤立功能之和。① 这一原理在精神卫生资源配置领域同样具有指导意义。因为精神卫生服务体系作为一种系统，同样需要通过元素的科学整合才能实现系统的整体功能，才能更进一步实现精神卫生服务体系发展的共同目标。农村老年精神卫生服务体系作为整个精神卫生服务系统的一个子系统，其功能的发挥与其他精神卫生子系统一样，受个人、家庭、社会等多种因素的影响，因此在探讨及制定对策时应树立大卫生观，充分考虑各个层次、各个方面的整合作用。

精神卫生服务体系对人群的关注、治疗与康复，仅靠精神病院或几个精神科医生是远远不够的，它需要同与之相关的组织、机构、资源和制度等的高度关联。这种高度关联的结果就形成一个独立的系统。精神卫生服务体系是由一切以改善精神卫生为基本目的的组织、机构、资源和制度等组成的一个运作系统。当然，这个"系统"不仅仅是提供精神卫生服务的某一方面，也不是仅指精神服务领域的专家或服务者，而应将"系统"的一般定义——结构和功能等作为元素，结构包括提供精神卫生服务的预防与治疗的网络组织、机构，系统本身与组织机构所承担的职责，以及组织起来为人类社会提供预防、诊断与治疗的人力、物力、财力和政策法规资源等。功能包括两个方面，一是预防，二是治疗与康复。但无论是预防还是治疗与康复，均离不开建构这个系统的初衷——为公众提供更多有益于身心健康的精神卫生产品或服务。

众所周知，对精神卫生服务系统进行科学的资源配置，对精神卫生服务系统的运转来说居于首要地位。这与吉登斯②所持观点"资源是行动者用来处理事务的工具"相吻合。但是如何构建一个层次分明、功能明确、服务完善、资源配置效率最大化的农村精神卫生服务网络，充分发挥农村三级精防网的功能，却是一个复杂的系统工程，因此，对精神卫生体系进行科学的资源配置，必须应用系统论的指导。③ 但在应用系统研究方法时应注意其主要特性，整体性、关联性、层次性、统一性。④ 因为精神卫生服务体系是由若干子系统组成的，当任一子系统出现问题，其他的子系统就会像多米诺骨牌一样随之倒塌，所以，在进行老年精

① 刘颖：《基于系统论视角的卫生事业组织构建与创新》，《产业与科技论坛》2014 年第18 期。

② 〔美〕乔纳森·特纳：《社会学理论的结构》（下），邱泽奇等译，华夏出版社 2001 年版，第 171 页。

③ 夏文明、白雪、吴扬等：《"系统论"视角下的我国医药卫生体制改革分析与建议》，《中国社会医学杂志》2011 年第 1 期。

④ 曹征、张雪平、曹谢东等：《复杂系统研究方法的讨论》，《智能系统学报》2009 年第1 期。

神卫生服务子系统的配置时，还要考虑其与其他各子系统之间的联系，以及系统内部与系统外部环境的相互配合。

第三节 方法学基础

一、卫生资源配置方法

卫生资源配置的主要方式包括计划配置和市场配置。计划配置方式以英国为典型代表，英国是世界上实行全民医疗保险制度最早的国家，也是全民医疗保险制度实施的典型代表，在卫生服务管理和组织方面推行国家福利政策，实行国家卫生服务制度（National Health Servicr，简称 NHS），即全民医疗保险制度。国家对卫生资源的配置给予了高度的重视，通过编制卫生预算来调控卫生资源的总体费用，极大地保障了医疗资源分配的公平性，但过分强调预算管理，市场活力不够。市场配置方式以美国为典型代表，美国的卫生保健制度为自由企业性体制，即以市场机制为基础运行的私营医疗保险计划，并且依靠市场机制调整卫生服务的价格及供求关系的卫生服务制度，主要依赖私人部分筹集卫生经费、购买和提供卫生服务，政府主要承担医疗照顾和医疗救助的社会资金筹集，无论是健康保障需求还是卫生服务供应都强调市场机制的作用，保障了配置效率，但过分强调个人权利义务对等，难以保障卫生资源利用的公平分配问题。[1]

计划经济体制下的卫生资源配置缺乏有效的宏观规划竞争激励，医疗机构缺乏内在活力，难以得到有效发展。在市场经济体制下，如果单纯运用市场调节，缺乏政府的宏观调控，就可能出现市场失灵，将造成卫生资源的浪费。[2] 将两种配置方式结合起来以有效发挥二者的作用，正在成为许多国家医疗改革的方向。计划调节和市场调节相结合的方式是指以计划调节为主、市场调节为辅的卫生资源配置方式，是在政府宏观调控下，充分发挥计划调节的主导作用，辅以市场调

---

[1] 郭埐：《长沙市卫生资源配置与卫生服务利用研究》，博士学位论文，中南大学，2013年，第5页。

[2] 郭埐：《长沙市卫生资源配置与卫生服务利用研究》，博士学位论文，中南大学，2013年，第3页。

节为补充，使二者有机结合起来的卫生资源配置方式。[①] 我国在改革开放前实行的是计划配置方式，经过近三十多年的市场经济建设及医疗卫生体制改革后，卫生资源配置方式既有计划配置，也有市场配置。

世界卫生组织的卫生资源配置方法主要有以下四种[②]：（1）卫生服务需要量法：指从人群健康状况及其变化提出对卫生服务的需要量，也可以有专业人员根据经验提出服务标准；（2）卫生服务需求量法：指用卫生服务利用率作为实际满足的有效需求为基础，规划时要考虑到潜在需求；（3）服务目标法：制定出服务产出量目标，再转换成卫生资源需要量；（4）卫生资源/人口比值法：此方法用于那些结构比较单纯、卫生服务量比较稳定的指标。另外常用的方法还有多元线性回归法、医院规划模式法、灰色模型法、时间序列法等。根据卫生资源配置的范围、地域、规模等可采用适当的方法。

二、卫生资源配置的公平性评价法

（一）洛伦兹曲线法

洛伦兹曲线是美国统计学家洛伦兹提出的一种测量公平性的方法，即在一个总体（国家、地区）内，以"最贫穷的人口计算起一直到最富有人口"的人口百分比对应各个人口百分比的收入百分比的点组成的曲线，由此可以直观地分析一个国家以及社会收入分配平等或不平等的状况。将收入或资源按不同人群或地区分为若干等级，按百分构成比从小到大排列，分别累计，表示为纵轴；以对应的人口累计比例表示横轴；连接各点即得到洛伦兹曲线（图3-1）。[③] 洛伦茨曲线的整个图形是一个等腰直角三角形，三角形底线上，X=Y，表示社会财富分配都集中在一个人手里，称为"绝对不公平线"，45°对角线表示社会成员的财富分配是相等的，称为"绝对公平线"。一般来说，国家或社会的收入分配，既不会是完全不平等，也不会是完全平等，而是介于两者之间，相应的洛伦兹曲线，如图3-1中向横轴突出的弧线。即洛伦兹曲线通常在"绝对公平线"与"绝对部公平线"之间，是一条向下弯曲的曲线。该曲线弯曲程度越大，表示社会收入分

---

① 周小兰、李菲：《浅谈我国卫生资源配置现状》，《中国卫生质量管理》2007年第7期。

② 来有文：《西藏卫生资源配置与利用分析及评价研究》，博士学位论文，山东大学，2014年，第11页。

③ De Maio FG. Income Inequality Measures. *Journal of Epidemiology and Community Health*, Vol.61，No.10，2007.

配不均的程度越严重；该曲线弯曲程度越小，则表示社会收入分配越接近于平均。

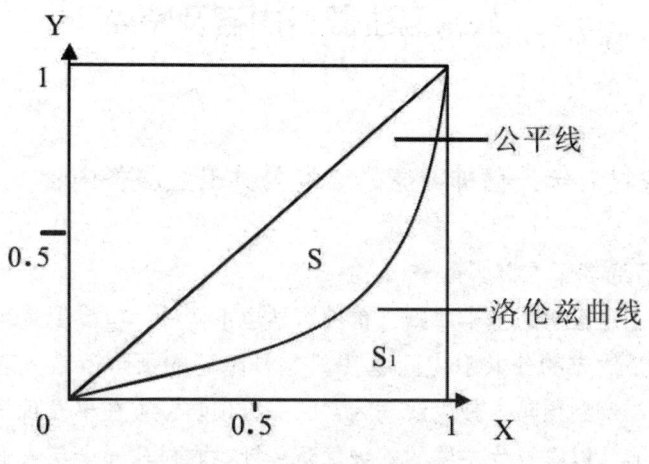

图 3-1 洛伦兹曲线图

（二）基尼系数法

基尼系数是国际上用来衡量社会某种收入分配不公平程度的统计分析指标。目前，已被国内外许多学者用于机构、人力、床位以及医疗设备的分布公平性分析。[①] 其数学模型是：$Y = f(x)$，其中：x 表示财富不高于某一水平的人口占总人口的比重；Y 表示某一水平的人口财富之和占总财富的比重；Y 和 x 的最大值都是 100。基尼系数是建立在洛伦兹曲线基础上的衡量社会财富分配不公平程度的指标。常采用直接计算法进行，其公式为：

$$S = \sum_{i=l}^{n} Y_i \, h_i + 2 \sum_{i=l}^{n} h_i (1 - V_i)$$

其中：n 代表观察单位数；Y_i 为各地区卫生资源占总的卫生资源的百分比；h_i 为各地区人口或面积数占总人口或面积数的百分比；i=l，2，3，…，n，按财富占有量从小到大排列，V_i 为 Y_i 从 1 到 i 的累计卫生资源百分比；基尼系数（Ginie coefficient） G=S-1。

---

① 王盼：《卫生服务的公平与效率》，《中国卫生经济》1998 年第 11 期。

第四节　农村老年人精神健康领域的
公共卫生服务内容及特点

一、农村老年人精神健康领域的公共卫生服务内容

（一）普通老年人群服务

预防为主是医学的基本原则，精神医学也不例外，世界卫生组织指出"精神障碍的预防是优先的公共卫生问题"[①]。精神障碍的预防策略一般分为三级，即针对未罹人群疾病预防、减少致病因素的一级预防、重在早发现早治疗的二级预防和防止失能并以康复为主体的三级预防。针对农村普通老年人群精神健康的公共卫生服务主要集中在一级预防服务。世界卫生组织把健康教育与健康促进、计划免疫和疾病监察定为疾病预防控制的三大战略措施，尤其是在新的医学模式（生物—心理与社会医学模式）中，健康教育与健康促进的作用越来越凸显。我国精神卫生工作方针一直都将"预防为主"列为首位，《全国精神卫生工作规划（2015—2020）》提出的"城市、农村"普通人群心理健康知识知晓率分别达到70%、50%的目标，就是旨在通过宣教活动，宣传普及精神卫生专业知识，提高全社会对精神卫生问题的关注度和认知度，消除偏见与歧视，为居民积极利用精神卫生服务创造有利环境。然而，在现实世界，我们离这个目标的实现还有很长一段距离。据我国一项针对农村老年人精神卫生服务需求与利用情况的调查发现，曾被诊断有精神障碍的146（15.97%）人（样本总数914份）中，仅有2人使用过精神卫生服务，且79.1%的人对进一步了解精神卫生服务知识没有渴求，希望获得精神卫生服务的人数亦不足样本总数的一成（6.1%）。[②] 78.8%的老人之所以不主动寻求精神卫生服务，其主因在于对此项服务的不了解。[③] 还有研究认为国内外居民对老年精神健康问题的判断能力差别悬殊，其主因在于我国居民对精神疾病普遍认识不足，对于那些认知功能下降，行为偏离，甚至已出现

---

① 张明园：《精神障碍的一级预防》，《中国循证医学杂志》2006年第8期。

② 马颖、胡志、朱傲荣等：《农村社区老年人精神卫生服务需求与利用情况调查分析》，《中国农村卫生事业管理》2013年第5期。

③ 刘祝明：《安徽省某农村社区老年人精神障碍患病率、影响因素及精神卫生服务调查研究》，硕士学位论文，安徽医科大学，2010年，第32页。

明显痴呆的老年人，都不认为是老年人的精神活动出现异常，而是视为"正常衰老"的一个过程而养在家中。① 此外，对农村老年人精神健康问题的评估和监测以及精神健康的促进工作都还没有形成常规。由此可见，我国针对农村普通老年人群的预防服务还任重道远，未来必须专门针对农村老年人群加大精神卫生知识宣教力度，加快精神健康促进工作和精神健康问题评估、监测工作的常规化进程。

（二）患病老年人群服务

当前我国农村社区精神卫生资源匮乏，农村老年人精神疾病预防、治疗和康复服务难以落到实处，他们对精神健康问题的关注度、认知度及服务利用度都极低。一项关于安徽省农村老年人精神障碍问题研究显示，在被调查的935人中有158人被诊断为精神障碍，患病率为16.9%，曾经寻求过精神卫生服务的仅占0.7%。② 一项对浏阳市农村老年人情绪问题的评估研究发现，重性抑郁障碍的现患率为6.8%，抑郁症状现患率为12.8%，焦虑症状现患率为7.4%，上述患病老年人中极少有人利用精神卫生服务。③ 调查还发现，农村许多老年精神障碍患者未能得到有效的二、三级预防与及时系统的治疗和康复的主要原因集中在三个方面：一是因精神卫生资源匮乏导致的服务供给不足；二是因家庭经济水平低及精神卫生知识匮乏等原因导致的服务需求不足；三是因"污名化"导致的服务利用不足。而保证人人都能得到正确的、质高价廉的精神卫生治疗和康复服务是公共卫生服务的一项重要内容，因此，对农村患病老年人群的公共卫生服务要从现实问题出发，集中力量解决上述三个难题，即建立健全县乡村三级精神卫生防护网，完善农村老年人的医疗保障制度，为老年患者提供利用精神卫生服务的地理可及性和经济可及性；继续加大精神卫生知识宣教力度，为老年患者提供利用精神卫生服务的社会心理可及性。此外，针对农村五保老人、特困老人及极重性老年患病人群，政府应承担兜底责任，因为医疗卫生保健是基于需要的人所应有的权利，而不是受个人经济能力决定的特权，正如社会公平理论学家罗尔斯所提出的，只有生活最差的人的状况能有

---

① 姚万国：《老年期精神障碍10年间住院概况分析》，《中国民康医学杂志》2005年第3期。

② 刘祝明：《安徽省某农村社区老年人精神障碍患病率、影响因素及精神卫生服务调查研究》，硕士学位论文，安徽医科大学，2010年，第18页。

③ 胡宓：《社会联系、社会支持与农村老年人情绪问题相关研究》，博士学位论文，中南大学，2012年，第Ⅲ页。

所改善，对平等的偏离才是可以容忍的。①

二、当前农村老年人精神健康领域的公共卫生服务特点

（一）网点布局方面有局部无整体

我国精神卫生资源在地理空间配置上的均衡性和公平性都比较差，且向经济发达地区集聚的特征十分明显。以 2008 年底精神卫生服务网点②的空间布局为例③，不同省份之间的网点分布均衡性很差。从网点绝对数看，四川最多（126个），青海最少（2 个），西藏则没有；从网点地理分别密度看，上海最高（67.74 个/万 km2），青海最低（0.03 个/万 km2）；从网点人口分布密度看，上海最高（0.22 个/10 万人），江西最低（0.02 个/10 万人）。全国有 37 个地市（主要分布在西部）、近 1/3 的国土面积上没有精神卫生机构，4190 万人口在所在地市找不到精神卫生服务人员。我国精神卫生资源总量不足是众所周知的，与WHO 公布的《2001 年全球精神卫生资源》比较，我国的医师、护士分别仅为全球平均水平的 1/3 和 1/5。④ 在资源总量不足的条件下，网点布局又主要集中在东部地区和城市，全国有许多大面积的地市级床位"空白区"（即辖区内无一张精神科床位）分布在广大的中西部地区，且多年都未得到明显改善，西藏地区多年中一直整体为床位"空白区"（2006 年前为空白区，此后开始有 20 张床位）就是一个典型案例。精神卫生资源总量不足与结构失衡同时并存的结果就是，一部分地区缓慢发展，一部分地区则长期没有发展，网点布局呈现有局部无整体的特征。

（二）服务内容方面重治疗轻预防

"预防为主，防治结合"一直是我国精神卫生工作的重要指导原则，但在精神卫生服务的现实供给中，这一原则并未得到有效执行。早在 2004 年，精

---

① 张志勇：《医疗服务领域中市场失灵与政府干预的关系》，《赤峰学院学报（自然科学版）》2010 年第 8 期。

② 精神卫生服务网点是指为帮助患精神或心理障碍的人群延缓痛苦、康复身心、重返社会，预防精神或心理障碍发生以及因精神障碍引发社会伤害，并根据地理区位、人口密度、经济条件、文化背景等设立的精神卫生预防、治疗与康复的院、站（所）的总称，主要包括各级精神病院、综合医院精神科、精神卫生防治中心（站或所）。

③ 刘飞跃、肖水源、曾望军等：《我国精神卫生服务网点空间布局研究》，《中国卫生经济》2011 年第 9 期。

④ 杜舒宁、王健：《我国农村精神卫生服务供给、利用情况分析》，《中国社会医学杂志》2011 年第 4 期。

神卫生就被纳入我国公共卫生的行列，其基本出发点就是增进人们的精神健康，维护社会稳定，但是，到目前为止，我国仍然是以重型精神病患者的院内治疗为主，除一些以"686项目"为依托建立起来的社区精神卫生服务示范区在精神卫生预防工作方面取得了些许成效外，其他适合精神卫生预防与康复工作的社区精神卫生服务则发展缓慢。以"686项目"为依托的这些示范区之所以能取得些许成效，主要在于其以中央财政投入为基础，以对精神疾病防治网络的社区医生、社区干部以及患者家属进行不同形式的培训为工作内容。上述示范区的工作成效显示：示范区内被培训者的精神卫生知识知晓情况取得普遍进展，知晓率较高（普遍高于非示范区），一部分示范区的精神卫生知识知晓率甚至还超出了全国精神卫生工作体系发展指导纲要所要求达到的水平。[1] 示范区取得的成效不仅说明对人群进行精神卫生知识宣传教育和培训，有利于提高不同人群精神卫生知识知晓率和管理精神疾病的能力，而且还是建立医院—社区一体化精神卫生防护体系的有效手段。然而，建立示范区只是当前为解决相关问题而进行的试点，因此，其受益面不仅窄，而且受益人数十分有限。要推动全国精神卫生体系的整体发展，在服务内容上真正实践"预防为主，防治结合"原则，还任重道远。

（三）服务对象方面重个体轻群体

精神卫生受当前"重治疗轻预防"的服务内容所限制，服务对象基本上是以重性精神疾病患者为主，包括公安系统、民政系统送到医院就诊的患者和居民主动到医院就诊的患者。国家卫计委《基本公共卫生服务2011版规范》中在对国内展开的基本公共卫生服务进行阐述时，将公共卫生服务对象表述为"全体人群"、"重点人群"，公共卫生服务是针对社区或者社会的医疗措施，强调了公共卫生服务对象的群体性特征。精神卫生既然被纳入公共卫生的范畴体系之内，那么，其服务对象就应与公共卫生服务的对象一样，而不应该只重个体而轻群体。

（四）服务模式方面多被动少主动

因精神卫生资源不足等问题，我国当前精神卫生服务基本上还是"坐堂行医、等客上门"，偶尔开展的健康教育工作也一般在医院内进行，院外宣教、送医下乡、家庭病床服务等工作仅有极少地方开展。农村老年人行动大都局限在小范围内。造成这种现象的原因有三：一是因为受教育水平较低，面对外界复杂的

---

[1]　田梅、张勇、白珍等：《城乡居民精神卫生知识知晓率调查》，《中国健康心理学杂志》2011年第2期。

交通环境会产生惧怕心理；二是受经济条件所限，医药费、交通食宿费等会为之带来巨大的经济压力；三是留守问题严重，大都缺乏年青人为之提供指导和帮扶。因此，当前被动的精神卫生服务模式对农村老年人而言是一种遥不可及的服务，真正能利用的机会很少。

第四章　我国精神卫生资源空间配置现状

几十年来，大多数国家的健康状况有了明显改善，表现在死亡率的下降和居民平均寿命的延长，但精神健康在过去几十年并没有得到同步改善。我国与许多发展中国家一样，精神卫生方面的情况越来越令人担忧。我国开展现代意义上的精神卫生服务的历史并不长，1898 年在广州建立我国第一个精神专科医院后，相继在北平（1906 年）、哈尔滨（1910 年）、苏州（1929 年）、上海（1935 年）、大连（1935 年）、南京（1947 年）建立此类医院。但直到 1949 年，全国精神卫生机构尚不到 10 所，精神卫生服务专业医师仅 50~60 人，精神科床位 1100 张，服务能力非常有限。

新中国成立后，精神卫生工作逐步得到政府的重视，先后于 1958 年在南京、1986 年在上海、2001 年在北京召开了全国精神卫生工作会议，促进了精神卫生工作指导原则、工作体制、组织管理、政策法规等多方面的长足发展。但无论是与世界平均水平比较，还是相对于精神卫生服务实际需求而言，我国精神卫生资源都存在总量严重不足与空间配置失衡同时并存的现实问题，使得国家精神卫生的整体抗病能力十分有限。

第一节　精神卫生服务网点空间布局现状

因限于目前所收集资料分析的有效性，本部分仅对全国精神病院、综合性医院中的精神科室和精神卫生防治中心或站（所）进行分析。根据文献资料及官方统计数据，至 2008 年年底，中国共设有 1093 个网点。其中按网点机构的性质划分，专科性网点——精神病院 598 家，精神病防治站（所）20 家[1]；非专科性网点——综合性医院中的精神科室及其他心理诊疗（咨询）与干预机构 475 家。

按东中西部空间尺度分析，东部、中部、西部地区分别有精神卫生服务网点

---

[1]　中华人民共和国卫生部主编：《2009 年中国卫生统计年鉴》，中国知网（http://tongji.cnki.net/kns55/Navi/YearBook.aspx？id=N2010042070&floor=1）。

529个、240个、324个（见表4-1）。按地理面积进行网点分布密度比较，西部空间的网点密度（0.47个/万 km2）不足东部空间网点密度（4.96个/万 km2）的1/10，中部空间网点密度（1.43个/万 km2）与东部空间网点密度（4.96个/万 km2）和西部空间网点密度（0.47个/万 km2）比均相差近3倍。如果仅结合人口密度（从东往西逐次递减）比较其绝对量，三地区的网点布局在整体上趋于均衡，但如果结合地区面积、地域环境、地区人口数及地区患病率和人均拥有网点数等来考察精神卫生服务的可及性与公平性，那么这种网点布局既不均衡也谈不上科学、合理。西部面积最大，人口密度最小，但其人均拥有网点数（0.09个/10万）接近面积最小、人口密度最大的东部（0.10个/10万），而面积和人口、患病率均较接近的中部人均拥有网点数（0.06个/10万人）与东部的人均拥有网点数（0.10个/10万人）比较，却相差很大。

表4-1　中国精神卫生服务网点的东、中、西分布

	网点数（个）	地区面积（万 km²）	地区人口（万人）	人口密度（万人/万 km²）	网点空间密度（个/万 km²）	人均网点量（个/10万人）
东部	529	106.74	53315	499.48	4.96	0.10
中部	240	168.2	42025	249.85	1.43	0.06
西部	324	691.56	36568	52.88	0.47	0.09

注：本节中研究范围不包含港澳台地区；各地区人口系推算数，且不包含现役军人数；本表数据来源为《2009年中国卫生统计年鉴》，下同。

（本表摘自《中国卫生经济》2011年第9期《我国精神卫生服务网点空间布局研究》一文。）

如果以省级行政区的精神卫生服务网点为考察单位，中国精神卫生服务网点的地区布局虽然较为均衡，但可及性与公平性却较差。根据检索的文献数据统计表明，精神卫生网点绝对数最多的是四川（126个），最少的是青海（2个），没有精神卫生网点是西藏（0个）；有50个以上网点的有河北（111个）、辽宁（50个）等6个省市；在10~50之间的有北京（23个）、山西（17个）等12个省、市、自治区；有2~10个网点的省级行政区有天津（9个）、江西（9个）等5个省、市、自治区。网点密度最高、人均拥有网点数最多的为上海（67.74个/万 km2、个/10万人），与之相对的分别是青海（0.03个/万 km2）和江西（0.02个/10万人）。其中有9个省级行政区的网点在0.10个/10万人以上，有14个省级行政区的网点在0.5—0.9（个/10万人）之间（见表4-2）。

表 4-2　中国精神卫生服务网点的省际分布

	网点数（个）	地区面积（万 km²）	地区人口（万人）	人口密度（万人/万 km²）	网点空间密度（个/万 km²）	人均网点量（个/10 万人）
北京	23	1.68	1695	1008.93	13.69	0.14
天津	9	1.13	1176	1040.71	7.96	0.08
河北	111	19	6989	367.84	5.84	0.16
山西	17	15.60	3411	218.65	1.09	0.05
内蒙古	17	118.30	2414	20.41	0.14	0.07
辽宁	50	14.57	4315	296.16	3.43	0.12
吉林	15	18.70	2734	146.20	0.80	0.05
黑龙江	47	46.90	3825	81.56	1.00	0.12
上海	42	0.62	1888	3045.16	67.74	0.22
江苏	62	10.26	7677	748.25	6.04	0.08
浙江	42	10.18	5120	502.95	4.13	0.08
安徽	22	13.90	6135	441.37	1.58	0.04
福建	17	12.00	3640	303.33	1.42	0.05
江西	9	16.66	4400	264.11	0.54	0.02
山东	106	15.30	9417	615.49	6.93	0.11
河南	53	16.70	9429	564.61	3.17	0.06
湖北	20	18.74	5711	304.75	1.07	0.04
湖南	57	21.00	6380	303.81	2.71	0.09
广东	62	18.60	9544	513.12	3.33	0.06
广西	21	23.63	4861	205.71	0.89	0.04
海南	5	3.40	854	251.18	1.47	0.06
重庆	14	8.20	2839	346.22	1.71	0.05
四川	126	48.80	8183	167.68	2.58	0.15
贵州	24	17.00	3793	223.12	1.41	0.06
云南	44	39.40	4543	115.30	1.12	0.10
西藏	0	122.00	287	2.35	0	
陕西	53	20.50	3762	183.51	2.59	0.14
甘肃	7	45.00	2628	58.4	0.16	0.03

青海	2	72.00	554	7.69	0.03	0.04
宁夏	3	6.64	618	93.07	0.45	0.05
新疆	19	160.00	2131	13.32	0.12	0.09

（本表摘自《中国卫生政策研究》2011 年第 3 期《我国精神卫生服务网点空间布局现状、困境与突破》一文。）

第二节　精神卫生人力资源空间配置现状

一、精神卫生人力资源空间配置的基本情况

从全国精神卫生人力资源省际配置数据[①]看，分布很不均衡。将各省精神卫生医师、护士、医技、人力总数（即前三项总数）的绝对数进行排名，四项指标排名前 8 省大多为东部省份，末 8 省大多为西部省份。医师数排名前 8 省从高到低依次为江苏、山东、辽宁、广东、四川、浙江、上海、北京，前 8 省总数占全国总数的 50.32%；末 8 省从低到高依次为西藏、青海、宁夏、海南、甘肃、贵州、福建、新疆，末 8 省总数仅占全国总数的 5.65%。护士数排名前 8 省从高到低依次为山东、江苏、辽宁、广东、北京、上海、四川、浙江，前 8 省总数占全国总数的 51.18%；末 8 省从低到高依次为西藏、青海、宁夏、贵州、甘肃、海南、新疆、福建，末 8 省总数仅占全国总数的 5.71%。医技数排名前 8 省从高到低依次为江苏、山东、辽宁、广东、北京、四川、浙江、上海，前 8 省总数占全国总数的 50.47%；末 8 省从低到高依次为西藏、青海、宁夏、海南、贵州、甘肃、福建、新疆，末 8 省总数仅占全国总数的 5.58%。人力总数排名前 8 省从高到低依次为江苏、山东、辽宁、广东、北京、四川、浙江、上海，前 8 省总数占全国总数的 50.63%；末 8 省从低到高依次为西藏、青海、宁夏、海南、贵州、甘肃、福建、新疆，末 8 省总数仅占全国总数的 5.63%。精神卫生人力资源主要集中在东部地区，总体上呈现由东部向中西部递减的阶梯状分布特征。

---

① 数据说明：本节中的研究范围不包含港澳台地区；各省（自治区、直辖市）的地理面积数据来源于各省（自治区、直辖市）政府门户网站；人口数来源于《2010 中国卫生统计年鉴》；精神卫生人力资源数据一方面因为缺乏最新的精确数据，另一方面根据新华网 2011年 8 月 16 日《卫生部：我国重性精神病防治面临四大挑战》报道，上述数据变化甚微，这些出入不影响宏观判断，所以仍然采用《精神卫生政策研究报告汇编》中的数据。

　　将各省精神卫生人力数据按人口分布密度计算（西藏因是整体空白区暂不做比较），密度最高与最低的省份之间存在较大差距。选取每10万人口医师数、护士数、医技数、人力总数作为精神卫生人力资源的人口分布密度指标。人口分布密度每10万人口医师数排名前8省从高到低依次为北京5.53人、上海5.20人、天津2.83人、辽宁2.67人、重庆2.47人、江苏2.34人、浙江2人、吉林1.81人；末8省从低到高依次为西藏0人、贵州0.51人、甘肃0.6人、福建0.63人、青海0.65人、河北0.82人、宁夏0.83人、河南0.89人；密度最高的北京是密度最低的贵州的10.94倍。人口分布密度每10万人口护士数排名前8省从高到低依次为北京9.87人、上海8.31人、辽宁4.96人、天津4.85人、重庆3.27人、吉林3.13人、海南3.08人、江苏2.94人；末8省从低到高依次为西藏0人、贵州0.56人、甘肃0.95人、青海0.97人、河北1.10人、宁夏1.14人、福建1.19人、河南1.30人；密度最高的北京是密度最低的贵州的17.61倍。人口分布密度每10万人口医技数排名前8省从高到低依次为北京19.29人、上海15.62人、天津11.33人、辽宁9.33人、重庆7人、江苏6.79人、吉林6.44人、浙江6.42人；末8省从低到高依次为西藏0人、贵州1.26人、福建2.11人、甘肃2.16人、青海2.39人、河北2.59人、宁夏2.72人、河南2.88人；密度最高的北京是密度最低的贵州的15.27倍。人口分布密度每10万人口人力总数排名前8省从高到低依次为北京34.70人、上海29.12人、天津19.01人、辽宁16.97人、重庆12.74人、江苏12.07人、吉林11.38人、浙江11.33人；末8省从低到高依次为西藏0人、贵州2.33人、甘肃3.71人、福建3.93人、青海4人、河北4.51人、宁夏4.69人、河南5.07人；密度最高的北京是密度最低的贵州的14.89倍。

　　将各省精神卫生人力数据按地理分布密度计算（西藏因是整体空白区暂不做比较），密度最高与最低的省份之间差距十分悬殊。选取每千平方公里医师数、护士数、医技数、人力总数作为精神卫生人力资源的地理分布密度指标。地理分布密度每千平方公里医师数排名前8省从高到低依次为上海158.41人、北京57.80人、天津29.49人、江苏17.65人、浙江10.18人、山东9.56人、重庆8.58人、辽宁7.80人；末8省从低到高依次为西藏0人、青海0.05人、新疆0.16人、内蒙古0.27人、甘肃0.35人、宁夏0.78人、贵州1.09人、黑龙江1.15人；密度最高的上海约为密度最低的青海的3168倍。地理分布密度每千平方公里护士数排名前8省从高到低依次为上海253.33人、北京103.15人、天津50.51人、江苏22.12人、山东15.06人、浙江14.85人、辽宁14.48人、重庆11.35人；末8省从低到高依次为西藏0人、青海0.08人、新疆0.24人、内蒙古 0.41 人、甘肃 0.55 人、宁夏 1.07 人、贵州 1.21 人、黑龙江 1.96 人；密度最高的上海约为密度最低的青海的 3378 倍。地理分布密度每千平方公里医技数排名前 8 省从高到低依次为上海 476.19 人、北京 201.55 人、天津 117.88 人、江苏 51.11 人、浙江 32.64 人、山东 30.39 人、辽宁 27.24 人、重庆 24.27 人；末 8 省从低到高依次为西藏 0 人、青海 0.18 人、新疆 0.51 人、内蒙古 0.87 人、甘肃 1.25 人、宁夏 2.56 人、贵州 2.72 人、黑龙江 3.78 人；密度最高的上海约为密度最低的青海的 2578 倍。地理分布密度每千平方公里人力总数排名前 8 省从高到低依次为上海 887.94 人、北京 362.50 人、天津 197.88 人、江苏 90.89 人、浙江 57.67 人、山东 55.02 人、辽宁 49.52 人、重庆 44.20 人；末 8 省从低到高依次为西藏 0 人、青海 0.31 人、新疆 0.90 人、内蒙古 1.56 人、甘肃 2.15 人、宁夏 4.41 人、贵州 5.02 人、黑龙江 6.89 人；密度最高的上海约为密度最低的青海的 2867 倍。上述密度指标排名前 8 省大多为东部省份，末 8 省大多为西部省份。

二、精神卫生人力资源空间配置的洛伦兹曲线和基尼系数分析

将各省拥有的精神卫生人力资源的百分比构成从小到大排列，人口或地理面积百分比对应关系不变，分别累积，根据累积的百分比在等腰直角三角形内绘制的曲线即为洛伦兹曲线。若曲线与对角线（平均线）重合，表示资源配置绝对公平，反之曲线则位于对角线下方，曲线离对角线越远，表示公平性越低。图 4-1 为精神卫生人力资源按人口分布绘制的洛伦兹曲线，曲线与对角线偏差不大，公平性尚可。图 4-2 为精神卫生人力资源按地理分布绘制的洛伦兹曲线，曲线与对角线均有较大的偏差，公平性很差。

基尼系数采用 Excel2007 进行分析运算，关于卫生领域的基尼系数与公平性之间的关系，参照经济学中人群收入分配公平性的基尼系数标准，基尼系数为 0 是绝对公平，为 1 是绝对不公平状态，在 0.3 以下为最佳的平均状态或比较平均状态，在 0.3-0.4 之间为正常状态，超过 0.4 为警戒状态，0.4-0.5 之间表示不公平，达到 0.6 以上则属于高度不公平的危险状态。中国精神卫生医师、护士、医技、人力总数在人口配置上的基尼系数分别为 0.265、0.279、0.268、0.269，说明处于比较平均状态。在地理配置上的基尼系数分别为 0.719、0.720、0.718、0.718，均处于高度不公平状态。

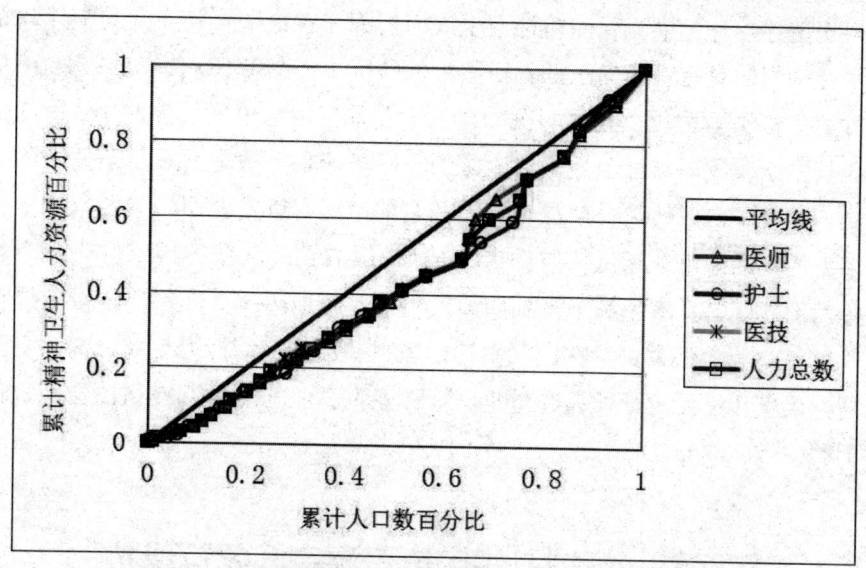

图 4-1 全国精神卫生人力资源按人口分布的洛伦兹曲线

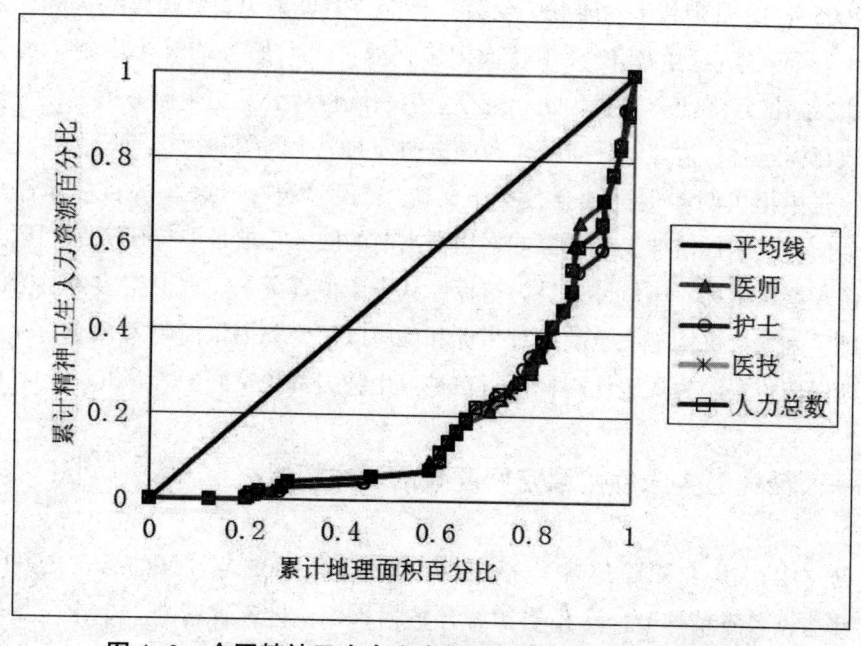

图 4-2 全国精神卫生人力资源按地理分布的洛伦兹曲线

根据上述统计结果，我国精神卫生人力资源在省域空间尺度上的配置均衡性和公平性很差，具有明显向东部省份集聚的特征。但与WHO公布的《2001年全球精神卫生资源》比较，我国的医师、护士分别仅为全球平均数的1/3和1/5①，由此我们推断，我国精神卫生人力资源的空间集聚是一种总量不足条件下的低层次集聚，是源于西部地区长期没有发展和东部地区有所发展而带来的集聚。全国有许多大面积的地市级床位"空白区"（即辖区内无一张精神科床位）分布在广大的中西部地区，且多年都未得到明显改善。西藏地区一直以来整体为床位"空白区"就是一个典型案例。在地广人稀的农村和山区，精神卫生人力资源十分匮乏，精神疾患几乎无人管理，这对我国精神卫生事业的整体发展和社会稳定都是极为不利的。

第三节　精神卫生床位资源空间配置现状

2005年10月中共十六届五中全会在《中共中央关于制定国民经济和社会发展第十一个五年规划的建议》中首次提出按照"公共服务均等化原则"加大对老少边穷地区经济社会发展，此后医疗卫生领域将"公共卫生服务均等化"作为新医改目标之一。精神健康问题作为严重的公共卫生问题和社会问题，要实现十七大报告中提出的"促进社会公平正义"、实现"病有所医"的目标还任重道远，如何合理配置精神卫生资源使之切合当前的服务需求是亟待研究的问题。卫生资源主要以机构、床位、人员为指标，其中床位资源是实现卫生服务供给的物质基础，是连接机构与人员的关键指标和反应医疗服务提供能力的核心指标，本部分即以床位资源为代表性指标探讨精神卫生物力资源空间配置状况。

一、精神卫生床位资源空间配置的基本情况

以《中国卫生统计年鉴》报道的2003年、2005年、2007年、2009年、2011年全国各省精神卫生床位资源统计数据为例，将各省精神卫生床位按绝对数排名，前8省主要为山东、广州、上海、辽宁、江苏、浙江、北京等东部省份；末8省主要为西藏、宁夏、青海、贵州、甘肃、内蒙古、新疆等西部省份。

---

① 杜舒宁、王健：《我国农村精神卫生服务供给、利用情况分析》，《中国社会医学杂志》2011年第4期。

排名前 8 省床位总数占全国总数的比例 5 年依次为 50.80%、53.22%、52.04%、49.89%、51.29%，排名末 8 省床位总数占全国总数的比例 5 年依次仅为 6.99%、6.52%、6.09%、6.18%、5.99%。我国精神卫生床位资源空间配置主要集中在东部地区，且随时间发生的变化极为微小（见表 4-3）。

表 4-3　不同年度中国精神卫生床位资源的省际分布（单位：张）

	2003 年	2005 年	2007 年	2009 年	2011 年
全国总计	122106	135558	151513	181752	213877
北京市	6461	6629	8297	8969	9593
天津市	2637	3157	3162	3397	3928
河北省	3908	3619	3893	4657	4659
山西省	3008	3297	2973	5873	4494
内蒙古区	1966	1737	1775	2599	2422
辽宁省	8573	9516	10460	11193	12400
吉林省	3549	3971	4331	4543	4687
黑龙江省	4615	5070	5597	5880	6769
上海市	8323	9994	10626	11344	12900
江苏省	7674	8090	10436	11617	14875
浙江省	5645	6865	7548	8469	11122
安徽省	3314	4006	3843	5534	6457
福建省	2706	3297	2752	3717	5411
江西省	2339	2663	2702	3713	4471
山东省	8838	10097	10517	11944	13355
河南省	4834	4869	5795	7018	8448
湖北省	3108	3750	4958	6385	7070
湖南省	4860	5467	6499	8525	10806
广东省	8926	9766	11533	13701	17612
广西省	2889	3929	4384	5096	6426
海南省	1090	1102	1272	1830	2109

重庆市	3941	4295	5108	6192	7805
四川省	7590	8628	9429	13387	16623
贵州省	1596	1617	1898	2081	2474
云南省	3452	3582	4475	5788	6685
西藏区			20	20	25
陕西省	2381	2473	2268	2787	3460
甘肃省	1239	1248	1417	1358	1755
青海省	123	122	122	159	159
宁夏区	430	268	460	400	400
新疆区	2091	2434	2963	3576	4477

精神卫生床位资源的人口分布密度指标以每万人口拥有床位数表示,密度最高的是上海,5 年依次为每万人口 4.86 张、5.62 张、5.72 张、5.91 张、5.50 张;除西藏(2006 年开始设立 20 张床位)外,密度最低的是青海,5 年依次仅为每万人口 0.23 张、0.22 张、0.22 张、0.29 张、0.28 张。精神卫生床位资源的地理分布密度指标以每千平方公里拥有床位数表示,密度最高的是上海,5 年依次为每千平方公里 1321.11 张、1586.35 张、1686.67 张、1800.63 张、2047.62 张;除西藏外,密度最低的是青海,5 年依次仅为每千平方公里 0.17 张、0.17 张、0.17 张、0.22 张、0.22 张。精神卫生床位资源的人口分布密度和地理分布密度排名前 8 省均以东部省份为主,末 8 省均以西部省份为主,上述统计年度中,人口分布密度最高的上海约为最低的青海 19 至 26 倍,地理分布密度最高的上海约为最低的青海 7700 至 9300 倍。

二、精神卫生床位资源空间配置的洛伦兹曲线和基尼系数分析

以精神卫生床位资源的省际比较为例,将各省配置的精神卫生床位数按占有的百分比按照由小到大排序,各省的居民人数或地理面积数保持一一对应关系,对床位数的百分比进行累积,然后在等腰直角三角形内画出相应的点,即得到洛伦兹曲线。曲线的弯曲程度反映资源配置的不平等程度,弯曲程度越大,表示越不平等。图 4-3 和图 4-4 分别为各年度精神卫生床位资源按人口分布和按地理分布绘制的洛伦兹曲线,前者各年度曲线弯曲程度均不大,公平性尚可;后者各年

度曲线弯曲程度均较大,公平性很差。

采用 Excel2007 计算基尼系数,对卫生领域基尼系数与公平程度之关系参照经济学中人群收入分配公平程度的基尼系数标准进行解释。按照国际一般标准,基尼系数值在 0 和 1 之间,越接近 0 就表明越趋向平等,反之,越趋向不平等,0.4 以下为平均或正常状态,0.4 以上表示差距较大,0.6 以上表示差距很大。各省精神卫生床位数的人口配置处于比较平均状态,5 年的基尼系数依次为 0.292、0.292、0.300、0.267、0.258。但地理配置处于高度不平等状态,5 年的基尼系数依次为 0.707、0.712、0.714、0.703、0.709。

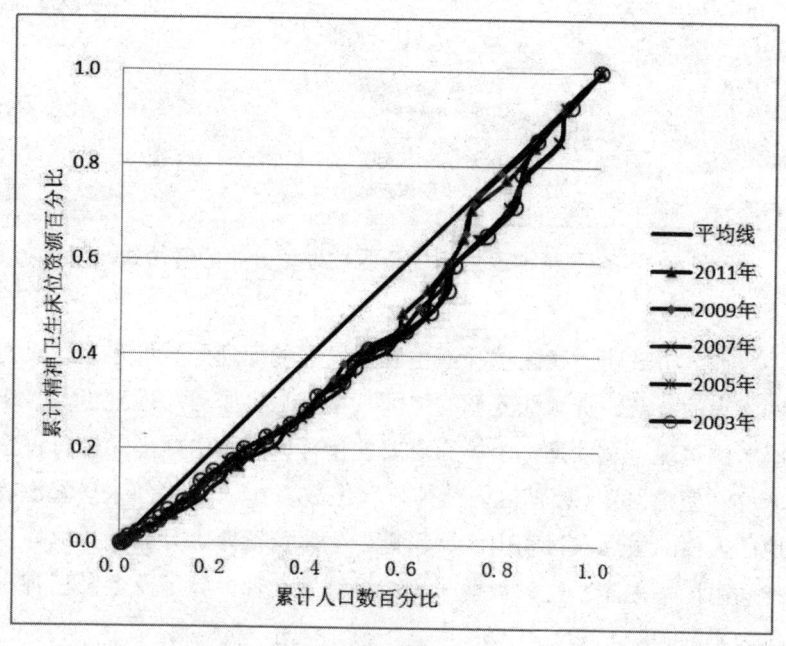

图 4-3　全国精神卫生床位资源按人口分布的洛伦兹曲线

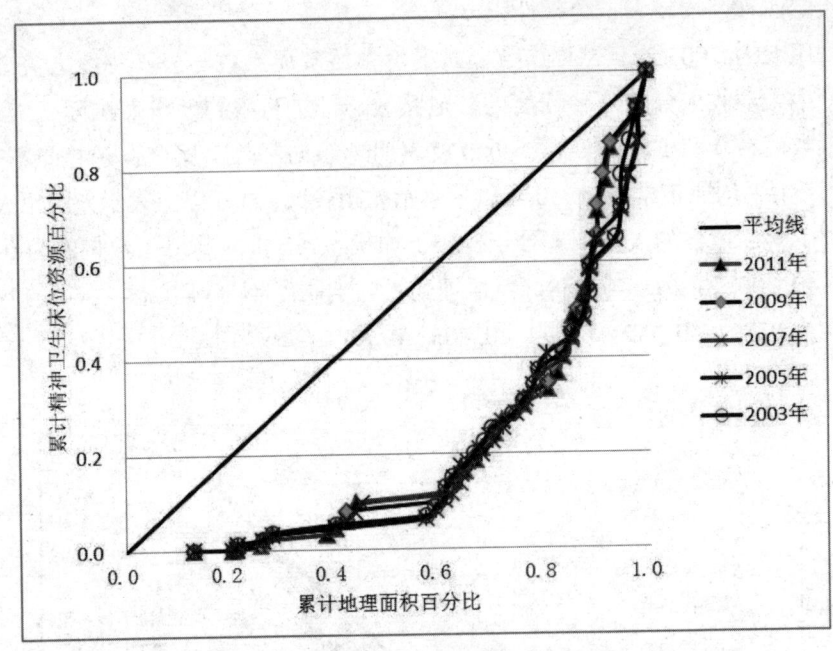

图 4-4　全国精神卫生床位资源按地理分布的洛伦兹曲线

　　上述统计分析表明，我国精神卫生床位资源的地理公平性很差，具有明显向东部地区集聚的特征，资源配置低的地区其精神卫生服务的地理可及性堪忧。精神卫生服务的地理可及性是一个极为重要的指标，广大中西部地区有许多地市级和县级床位"空白区"（即辖区内精神科床位数为 0），且多年来一直没有明显改善。在地广人稀的偏远农村和山区，精神卫生床位资源十分匮乏，应住院而未住院的精神病患比率很高，这对当地居民精神健康、社会稳定及全国精神卫生事业发展都极为不利。

第五章　农村老年人精神健康服务需求调查

本书中的实地调查以湖南省为例（行政区划图见图 5-1）。湖南省位于长江中游，省境绝大部分在洞庭湖以南，故称湖南；湘江贯穿省境南北，故简称湘，省会驻长沙市。地处东经 108°47′~114°15′，北纬 24°38′~30°08′，东以幕阜、武功诸山系与江西交界；西以云贵高原东缘连贵州；西北以武陵山脉毗邻重庆；南枕南岭与广东、广西相邻，北以滨湖平原与湖北接壤。省界极端位置，东为桂东县黄连坪，西至新晃侗族自治县韭菜塘，南起江华瑶族自治县姑婆山，北达石门县壶瓶山。东西宽 667 公里，南北长 774 公里。土地总面积 211829 平方公里，占全国土地总面积的 2.21%，在全国各省市区中居第 10 位、中部第 1 位。其中，平原 277.86 万公顷，盆地 294.12 万公顷，丘陵地 326.22 万公顷，山地 1084.72 万公顷，水面 135.37 万公顷。共有耕地面积 378.76 万公顷。全省辖 13 个市、1 个自治州，下辖 122 个县（市、区），其中市辖区 34 个、县级市 16 个、县 65 个、自治县 7 个，2013 年末常住人口 6690.6 万，居全国第 7 位，有汉、土家、苗、侗、回等 50 多个民族，少数民族人口约占总人口的 10%。①

2012 年全省地区生产总值 22154.2 亿元，比上年增长 11.3%。其中，第一产业增加值 3004.2 亿元，增长 3%；第二产业增加值 10506.4 亿元，增长 12.8%；第三产业增加值 8643.6 亿元，增长 12.2%。按常住人口计算，人均地区生产总值 33480 元，增长 10.7%。分区域看，长株潭地区生产总值 9441.7 亿元，比上年增长 12.7%；环长株潭城市群生产总值 17660.7 亿元，增长 12.4%；湘南地区生产总值 4523.5 亿元，增长 11.8%；大湘西地区生产总值 2870.1 亿元，增长 11.3%。

2012 年末全省总人口 7179.9 万人，常住人口 6638.9 万人。人口出生率 13.58‰，死亡率 7.01‰，人口自然增长率 6.57‰。人口年龄构成中，0—14 岁、15—59 岁、60 岁及以上人口分别占 18%、66.4% 和 15.6%，与上年比较，0—14 岁人口比重上升 0.2 个百分点，15—59 岁人口比重下降 0.8 个百分点，60 岁及以上人口比重上升 0.6 个百分点。年末全省从业人员达 4025 万人，比上年增加

---

① 湖南省人民政府：《基本省情》（http：//www.hunan.gov.cn/sq/）。

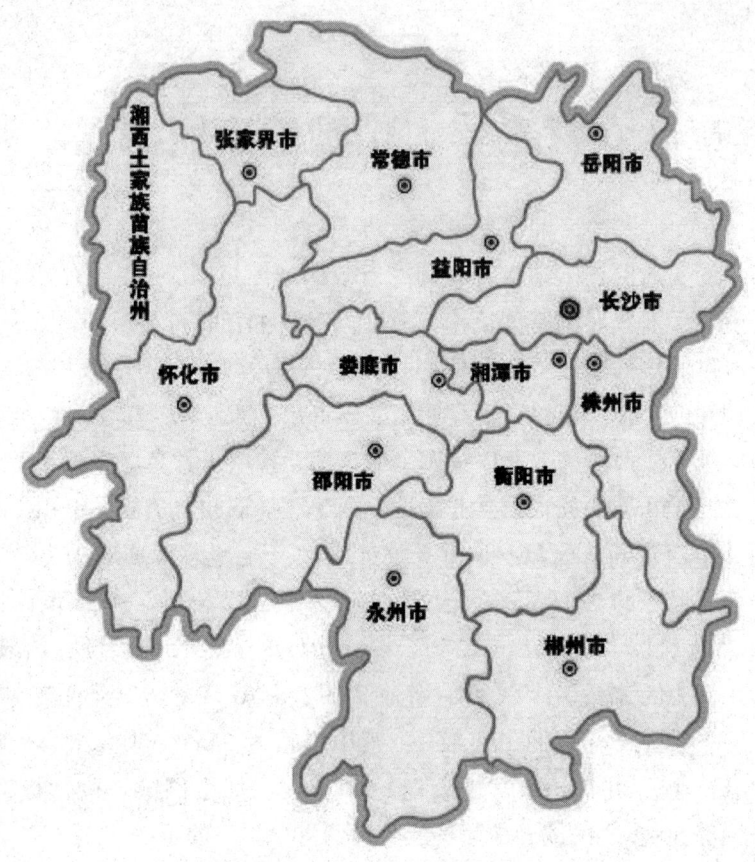

图 5-1　湖南省行政区划图

20 万人。

全省城镇居民人均可支配收入 21319 元，比上年增长 13.1%；扣除价格因素，实际增长 10.7%。农村居民人均纯收入 7440 元，增长 13.3%；扣除价格因素，实际增长 11.5%。

全省卫生机构 14232 个（不含村卫生室）。其中，医院 798 家，卫生院 2294 个，妇幼保健院（所、站）139 个，专科疾病防治院（所、站）86 个。医院和卫生院拥有床位总数 27.3 万张，比上年增长 13%。卫生技术人员 29.7 万人，增长 4.4%。其中，执业医师和执业助理医师 11.6 万人，增长 1.8%；注册护士 11.3 万人，增长 10.8%。

第一节　对象及抽样

为了解湖南省农村地区老年人的精神健康状况和农村老年人对精神卫生服务需求意愿以及湖南省农村地区精神卫生服务需求与利用情况，本研究对湖南省农村老年人进行了抽样调查。抽样方法采用多级整群抽样方法，调查对象为在样本村连续居住一年以上，年龄≥60岁的老年人。①根据中心外围理论及湖南省区域经济发展状况，将全省14个地级市划分为四大片区，即长株潭片区（长沙、株洲、湘潭）、环长株潭片区（常德、益阳、岳阳、衡阳、娄底）、湘南片区（郴州、永州）、湘西片区（邵阳、湘西、怀化、张家界）。②根据县域人均GDP，分别将四大片区的县市分为高、低两组。③根据县域精神卫生资源配置情况，将各片区GDP高低两组县市分别分为资源有、无两组。④根据前述分组，每组随机选择一个县市，总计抽样16个县，每个县市随机选择一个乡镇，每个乡镇随机选择1-2个村（见图5-2）。⑤样本大小以片区为单位采用横断面调查的计算公式：$n=t^2p(1-P)/d^2$。P为根据预调查中农村老年人精神障碍患病率13.5%估算；允许误差（d）为3%。每个片区的样本估计值为498。最终确定每个片区调查500位老年人，根据抽样的乡镇情况，每个乡镇在样本村随机调查125名老年人（大约1-2个村）。全省四大片区共计调查2000位老年人。

本研究主要利用自制调查工具《湖南省农村老年人精神健康服务需求调查问卷》，对湖南省四大片区60岁及以上的老年人群进行入户问卷调查，逐项填写问卷调查表。文盲、疾病等不能填写问卷者由其家属或由调查者根据老年人回答代为填写。调查内容包括农村老年人的一般人口学特征、生活质量情况、对精神健康知识知晓情况、精神健康状况、精神卫生服务状况等。调查实施包括2013年进行的多次小范围预调查和2014年2月至2015年2月进行的正式调查。正式调查时共发出问卷2000份，回收有效问卷1891份，有效问卷回收率为94.55%，其中，长株潭片区有效问卷回收率为97.2%，环长株潭片区有效问卷回收率为94.8%，湘南片区有效问卷回收率为93.6%，湘西片区有效问卷回收率为92.6%。

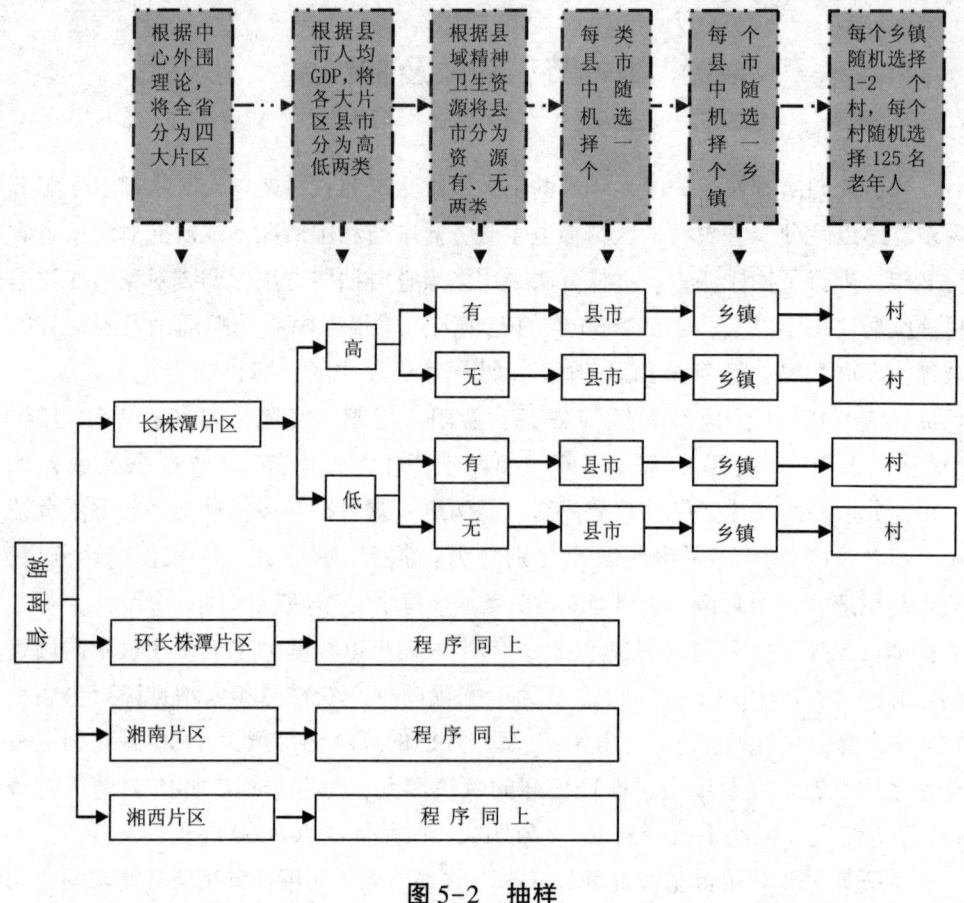

图 5-2 抽样

第二节 研究方法

（1）实地调查研究。采用自制《湖南省农村老年人精神健康服务需求调查表》对样本人群进行调查以获取精神健康服务需求及其个体、家庭特征的相关数据，主要包括农村老年人的一般人口学特征、生活质量情况、对精神健康知识知晓情况、精神健康状况、精神卫生服务状况等内容。在调查中发现疑似患者时由精神科医生进行诊断，诊断标准主要依据《中国精神疾病分类及诊断标准》第三版（*Chinese Classification and Diagnostic Criteria of Mental Disorders*，CCMD-3），同时，结合世界卫生组织（WHO）公布的《疾病及有关健康的国际分类》第十版（*International Statistical Classification of Diseases and Related Health Problems*，ICD-

10）。

（2）描述统计分析。采用描述性统计方法对全省老年人的精神卫生知识知晓、服务需求、服务利用等测量结果进行描述统计分析。

（3）方差分析法。采用方差分析方法对精神健康服务需求进行组间比较。

（4）将上述所有数据资料用 EXCEL2007 和 DPS9.0 建立数据库，进行描述性分析和方差分析。

第三节　质量控制

为保证所收集数据的真实性和准确性，本研究对需求调查实施的各个环节进行了严格的质量控制。首先，根据便利性选择 3 个村进行了预调查，共计调查200 人。其次，在正式调查时组织和培训调查人员，调查人员主要由精神科医生和富有一定调查经验的本科生组成，并尽量选择本地人以尽量控制语言沟通障碍，对调查成员进行为期一天的培训，同时，指定一名样本地区的医务人员作为质控员，负责进行样本点调查工作的组织和实施。再次，对完成的调查数据由专人负责审核，对于错误的调查数据采取重新填报，对于缺失项目多的调查表进行剔除。最后，采用双盲录入数据的方式将所收集的数据录入到数据库中。

第四节　结果

一、需求调查问卷的信效度

对问卷本身信度评价的主要方法有四种：一是重测信度法；二是复本信度法；三是折半信度法；四是克朗巴赫（Cronbach）α 系数信度法。本文采用Cronbachα 系数进行内部一致性信度检验，根据量表中的 5 个维度分别计算被测维度的 Cronbach α 值，结果见表 5-1。一般认为，Cronbach α 值＝0.7 即认为一致性信度较好，且其信度与系数大小成正比。研究结果显示，总问卷《湖南省农村老年人精神健康服务需求调查问卷》（简称"问卷"）五个分量表的 Cronbachα 系数在 0.825-0.916 之间。充分证明本研究自身设计的《湖南省农村老年人精神健康服务需求调查问卷》的质量是可靠的，本问卷的内部一致性程度较高。

表 5-1　湖南省农村老年人精神健康服务需求调查问卷信度分析结果表

变　量	Cronbach α 值	项数
社会人口学特征	0.916	5
生活质量	0.846	15
精神健康知识知晓	0825	10
精神健康	0.883	5
精神健康服务	0.915	16

本问卷属于现状调查，采用内容效度进行分析，问卷编制过程中问卷提纲的确定，题目的编制，问卷的形成经过多轮次德尔菲法反馈与综合，咨询了 16 位本专业相关专家的意见形成，反复修改和增补，因此，本问卷的专家效度较高，最后形成的问卷得到了专家们的一致认可，可以用于施测。

二、一般人口学特征

在回收的 1891 份有效问卷中，按性别划分，男性为 1033 名，女性为 858 名，分别占调查总数的 54.63% 和 45.37%。按年龄划分，60-69 岁的老年人为 1169 人，占调查总数的 61.82%；70-79 岁的老年人为 568 人，占调查总数的 30.04%；80 岁及以上的老年人为 154 名，占调查总数的 8.14%。按文化程度划分，文盲 95 人，占调查总数的 5.02%；具有小学文化程度的 1034 人，占调查总数的 54.68%；具有初中文化程度的 626 人，占调查总数的 33.10%；具有高中及中专文化程度的 112 人，占调查总数的 5.92%；具有大专及以上学历的 24 人，占调查总数的 1.27%。按婚姻状况划分，有配偶的 1452 人，占调查总数的 76.78%；无配偶（指离婚后没有再婚的和丧偶的）的 329 人，占调查总数的 17.40%；未婚（即没有结过婚的人）的 110 人，占调查总数的 5.82%。按户籍地划分，本地户籍老年人 1786 人，占调查总数的 94.45%；非本地户籍老人 105 人，占调查总数的 5.55%。按样本县市有无精神卫生机构划分，8 个有精神卫生机构的县市有 972 人，8 个无精神卫生机构的县市有 919 人，分别占有效样本总数的 51.4% 和 48.6%。

三、老年人的经济来源与生活质量情况

在有效样本中，老年人的经济收入主要源自三个方面：一是劳动收入；二是社会保障收入（包括社会保险、社会救助和社会优抚、养老保险等）；三是子女及亲属供奉与提供。其中劳动收入在 60—69 岁老年人群中占居第一位，子女及亲属供奉与提供在 ≥80 岁老年人群居第一位，70—79 岁老年人群，劳动收入居第二位，其他两种经济来源几乎处于同一水平。老年人的经济收入水平人均约 400 元/月，其中月收入 ≤200 元有 525 名，占调查总数的 27.76%，月收入在 200元—399 元间的有 1105 名，占调查总数的 58.43%，月收入约 400 元及以上的有 261 名，占调查总数的 13.80%。

生活质量是指在一定时期内，一个国家或地区内的人们生活的社会环境和生活保障的状况，是反映人们生活的社会条件质的方面的具体范畴。将符合 CCMD-3 诊断标准的 297 名老年人和 1594 名健康老年人进行生活质量进行对照分析。自理能力方面，患病老年人中有 186 人为半自理或不能自理，占 62.62%，健康老年人中基本都能自理，仅有 83 人（占 5.21%）为半自理。关于心理感受，选择从来不孤独空虚的健康老年人有 1292 人（占 81.05%），选择经常孤独空虚或每天都孤独空虚的患病老年人有 196 人（占 65.99%）。对生活水平和幸福感的自我评价，健康老年人中认为生活中大致够用或比较宽裕或很宽裕有 1043 人（占 65.43%），感觉幸福水平一般或比较幸福或非常幸福的有 1203 人（占 75.47%）；患病老年人中认为生活有些困难或很困难的有 203 人（占 68.35%），感觉不太幸福或很不幸福的有 205 人（占 69.02%）。结果显示患病老年人的整体生活质量明显比健康老年人要差，自我评价也更低。

四、老年人对精神健康知识的知晓情况

数据统计分析发现，1891 份有效样本中，三个年龄阶段（即 60—69 岁，70—79 岁，≥80 岁）的老年人群对精神卫生知识的掌握程度几乎处于同一层次水平。问卷统计显示，三个年龄阶段的老年人群除对重性精神障碍的常见症状有所知晓外，对其他轻微的精神障碍症状似乎一无所知，如对抑郁症、老年痴呆等引发的厌世情绪以及长期的失眠、失意等症状的认知，有 93.83% 的人选择了不属于精神障碍的范畴，对于药物、网络和酒精成瘾所产生的症状，也仅有 23.76% 的人认为其是精神障碍的一种。调查统计分析还发现，样本人群对精神

健康知识的掌握方式，大多数是根据口口相传的描述及其生活经验的积累，通过医务人员讲解和指导获得精神健康知识的人群占被访人数的比例不到20%，通过专门的精神健康知识讲座获得知识的人数占被访人数的比例仅为2.3%，通过电视、收音机和报纸杂志等媒体获得知识的人群仅占调查总数的12.3%，通过宣传资料获得的人群仅占样本人群的5.6%。

五、精神障碍的发病率与患病率及地区分布情况

精神障碍患病率又称精神障碍现患率，是指某特定时间内总人口中，患有精神障碍（包括新和旧病例）所占的比例，其因观察时间不同而分为期间患病率和时总患病率两种，其中，以时总患病率较常用。通过对问卷的统计分析，在1891份有效样本中，符合CCMD-3标准的农村老年人群有297例，占样本总数的15.71%（即推算患病率）。在地区分布中，长株潭片区农村老年人患病率最高，占该片区样本总数的18.72%，湘西片区农村老年人患病率最低，占该片区样本总数的10.58%。环长株潭片区和湘南片区农村老年人的患病率处于中间水平，环长株潭片区农村老年人的患病率占该区域样本总数的17.93%，湘南片区农村老年人的患病率占该区域样本总数的15.38%。根据各片区老年人的患病率，结合四大片区的2013年各地市门户网站公布的老年人口推算，湖南省农村老年人中至少有100万左右精神障碍患者，四大片区的患者人数分布为：长株潭片区28.20万人左右，环长株潭片区46.70万人左右，湘南片区10.24万人左右，湘西片区15.47万人左右，农村老年人的精神障碍患病人数均比较多，同时存在地区差异（见表5-2）。

表5-2　湖南省四大片区农村老年精神障碍患病情况

片区名称	患病率（%）	老年人口数（万人）	患病人数（万人）
长株潭片区	18.72	150.61	28.20
环长株潭片区	17.93	260.44	46.70
湘南片区	15.38	66.57	10.24
湘西片区	10.58	146.17	15.47

六、老年人对精神健康服务需求情况

（一）不同年龄组段老年人对精神健康服务需求

不同年龄组段老年人对精神健康服务需求呈现不同的特点。关于是否需要在本地设立精神卫生服务网点的问题，所有年龄老年人中分别有 64.09%、18.19%、17.72%选择有必要在本县市设立精神卫生服务网点、没必要在本县市设立精神卫生服务网点、未考虑是否应该在本县市设立精神卫生服务网点。分年龄段看，60—69 岁年龄段的老年人分别有 77.42%、15.14%、7.44%选择有必要、没必要、未考虑；70—79 岁年龄段的老年人分别有 47.36%、21.30%、31.34%选择有必要、没必要、未考虑；80 岁及以上年龄段的老年人分别有 24.68%、29.87%、45.45%选择有必要、没必要、未考虑（见表5-3）。

关于精神卫生知识知晓渠道的问题，三个年龄组段的老年人有一些差异，但总体而言认为应该多渠道选择的老年人相对较多，达到 50.66%。所有年龄老年人中分别有 19.35%、5.87%、14.33%、9.78%选择专家咨询、社区健教、门诊咨询、媒体宣传四种单独的方式。分年龄段看，60—69 岁年龄段的老年人选择专家咨询、社区健教、门诊咨询、选择媒体宣传、多种方式并存的分别有 26.69%、7.61%、11.46%、5.56%、48.67%；70—79 岁年龄段的老年人选择上述五种方式的分别有 7.92%、3.35%、21.48%、20.77%、46.48%；80 岁及以上年龄段的老年人选择上述五种方式的分别有 5.84%、1.95%、9.74%、1.30%、81.17%（见表5-3）。

关于精神卫生服务方式选择的问题，差异性同样不是很大，比较多的老年人认为可以选择多种服务方式（其中包括迷信和巫术），达到 34.90%。但除此之外，在其他服务方式的选择上，则存在较大的差异。所有年龄老年人中分别有 24.85%、6.13%、18.72%、15.39%选择医院门诊服务、医院住院服务、家庭诊治与护理、社区诊治与护理四种单独的方式。分年龄段看，60—69 岁年龄段的老年人选择医院门诊服务、医院住院服务、家庭诊治与护理、社区诊治与护理、多种方式并存的分别有 28.06%、7.27%、13.17%、18.91%、32.59%；70—79 岁年龄段的老年人选择上述五种方式的的分别有 23.42%、4.93%、24.30%、9.86%、37.50%；80 岁及以上三个年龄段的老年人选择上述五种方式的的分别有 5.84%、1.95%、40.26%、9.09%、42.86%（见表5-3）。

表 5-3　不同年龄组段老年人对精神卫生服务的需求

项目	60-69 岁		70-79 岁		≥80 岁		合计	
	例数	百分比（%）	例数	百分比（%）	例数	百分比（%）	例数	百分比（%）
是否在本县市设立精神卫生服务网点								
有必要	905	77.42	269	47.36	38	24.68	1212	64.09
没必要	177	15.14	121	21.30	46	29.87	344	18.19
未考虑	87	7.44	178	31.34	70	45.45	335	17.72
精神卫生知识知晓渠道								
专家咨询	312	26.69	45	7.92	9	5.84	366	19.35
社区健教	89	7.61	19	3.35	3	1.95	111	5.87
门诊咨询	134	11.46	122	21.48	15	9.74	271	14.33
媒体宣传	65	5.56	118	20.77	2	1.30	185	9.78
多种方式并存	569	48.67	264	46.48	125	81.17	958	50.66
精神卫生服务方式								
医院门诊服务	328	28.06	133	23.42	9	5.84	470	24.85
医院住院服务	85	7.27	28	4.93	3	1.95	116	6.13
家庭诊治与护理	154	13.17	138	24.30	62	40.26	354	18.72
社区诊治与护理	221	18.91	56	9.86	14	9.09	291	15.39
多种方式并存	381	32.59	213	37.50	66	42.86	660	34.90

（二）不同文化程度老年人对精神健康服务需求

从老年人拥有的文化程度看，无论哪一学历层次的老年人，认为有必要在所在县域内设立精神卫生服务网点的人数相对较多，占总样本人数的 64.09%，且呈现出学历层次高的老年人认为有必要在其县域内设立精神卫生服务网点的人数相对更多。分文化层次来看，文盲文化层次的老年人中选择有必要在本县市设立精神卫生服务网点、没必要在本县市设立精神卫生服务网点、未考虑是否应该在本县市设立精神卫生服务网点的分别有 36.84%、48.42%、14.74%；小学和初中文化层次的老年人中选择有必要、没必要、未考虑的分别有 65.42%、16.02%、18.55%；高中和中专文化层次的老年人中选择有必要、没必要、未考虑的分别有 64.29%、26.79%、8.93%；大专及以上文化层次的老年人中选择有必要、没必要、未考虑的分别有 79.17%、8.33%、12.50%（见表5-4）。

　　关于精神卫生知识知晓渠道的问题，四种文化层次的老年人有一些差异，但总体而言认为应该多渠道选择的老年人相对较多，大多数老年人均认为应多元化。分类看，文盲文化层次老年人中选择专家咨询、社区健教、门诊咨询、选择媒体宣传、多种方式并存的分别有 5.26%、4.21%、23.16%、12.63%、54.74%；小学和初中文化层次老年人中选择上述五种方式的分别有 20.60%、5.84%、12.23%、9.88%、51.45%；高中和中专文化层次老年人中选择上述五种方式的分别有 13.39%、7.14%、31.25%、5.36%、42.86%；大专及以上文化层次老年人中选择上述五种方式的分别有 16.67%、8.33%、45.83%、12.50%、16.67%（见表5-4）。

　　关于精神卫生服务方式选择的问题，差异性同样不是很大，各种文化层次的老年人中有相对较多的认为可以选择多种服务方式（其中包括迷信和巫术），达到 34.90%。但分类看，在其他服务方式的选择上则存在较大的差异。文盲文化层次老年人中选择医院门诊服务、医院住院服务、家庭诊治与护理、社区诊治与护理、多种方式并存的分别有 9.47%、5.26%、43.16%、18.95%、23.16%；小学和初中文化层次老年人中选择五种服务方式的分别有 25.72%、5.78%、16.27%、15.42%、36.81%；高中和中专文化层次老年人中选择五种服务方式的分别有 25.00%、10.71%、31.25%、13.39%、19.64%；大专及以上文化层次老年人中选择五种服务方式的分别有 25.00%、12.50%、33.33%、8.33%、20.83%（见表5-4）。

表5-4　不同文化程度老年人对精神卫生服务的需求

项目	文盲		小学和初中		高中和中专		大专及以上		合计	
	例数	百分比(%)	例数	百分比(%)	例数	百分比(%)	例数	百分比(%)	例数	百分比(%)
是否在本县市设立精神卫生服务网点										
有必要	35	36.84	1086	65.42	72	64.29	19	79.17	1212	64.09
没必要	46	48.42	266	16.02	30	26.79		8.33	344	18.19
未考虑	14	14.74	308	18.55	10	8.93	3	12.50	335	17.72

精神卫生知识知晓渠道										
专家咨询	5	5.26	342	20.60	15	13.39	4	16.67	366	19.35
社区健教	4	4.21	97	5.84	8	7.14	2	8.33	111	5.87
门诊咨询	22	23.16	203	12.23	35	31.25	11	45.83	271	14.33
媒体宣传	12	12.63	164	9.88	6	5.36	3	12.50	185	9.78
多种方式并存	52	54.74	854	51.45	48	42.86	4	16.67	958	50.66
精神卫生服务方式										
医院门诊服务	9	9.47	427	25.72	28	25.00	6	25.00	470	24.85
医院住院服务	5	5.26	96	5.78	12	10.71	3	12.50	116	6.13
家庭诊治与护理	41	43.16	270	16.27	35	31.25	8	33.33	354	18.72
社区诊治与护理	18	18.95	256	15.42	15	13.39	2	8.33	291	15.39
多种方式并存	22	23.16	611	36.81	22	19.64	5	20.83	660	34.90

（三）不同经济收入老年人对精神健康服务需求

老年人的经济收入不同，对精神卫生服务的需求亦存在较大差异。关于是否需要在本地设立精神卫生服务网点的问题，＜200元/月经济收入层次的老年人中选择有必要在本县市设立精神卫生服务网点、没必要在本县市设立精神卫生服务网点、未考虑是否应该在本县市设立精神卫生服务网点的分别有20.95%、35.24%、43.81%；200—399元/月经济收入层次的老年人中选择有必要、没必要、未考虑的分别有81.36%、12.22%、6.43%；≥400元/月经济收入层次的老年人中选择有必要、没必要、未考虑的分别有77.78%、9.20%、13.03%（见表5-5）。

关于精神卫生知识知晓渠道的问题，三种经济收入层次的老年人有一些差异，但总体而言大约有一半人认为应该多渠道选择。分类看，＜200元/月经济收入层次的老年人中选择专家咨询、社区健教、门诊咨询、选择媒体宣传、多种方式并存的分别11.24%、6.10%、24.19%、16.00%、42.48%；200—

399 元/月经济收入层次的老年人中选择上述五种方式的分别有 19.91%、2.26%、4.62%、8.60%、64.62%；≥400 元/月经济收入层次的老年人中选择上述五种方式的分别有 33.33%、20.69%、35.63%、2.30%、8.05%（见表 5-5）。

关于精神卫生服务方式选择的问题，不同经济收入层次的老年人选择差异较大。< 200 元/月经济收入层次的老年人中选择医院门诊服务、医院住院服务、家庭诊治与护理、社区诊治与护理、多种方式并存的分别有 11.81%、1.71%、55.05%、10.29%、21.14%；200—399 元/月经济收入层次的老年人中选择上述五种方式的分别有 20.72%、7.60%、2.99%、19.55%、49.14%；≥400 元/月经济收入层次的老年人中选择上述五种方式的分别有 68.58%、8.81%、12.26%、8.05%、2.30%（见表 5-5）。

表 5-5　不同经济收入老年人对精神卫生服务的需求

项目	≤200 元/月		200-399 元/月		≥400 元/月		合计	
	例数	百分比（%）	例数	百分比（%）	例数	百分比（%）	例数	百分比（%）
设立精神卫生服务网点								
有必要	110	20.95	899	81.36	203	77.78	1212	64.09
没必要	185	35.24	135	12.22	24	9.20	344	18.19
未考虑	230	43.81	71	6.43	34	13.03	335	17.72
精神卫生知识知晓渠道								
专家咨询	59	11.24	220	19.91	87	33.33	366	19.35
社区健教	32	6.10	25	2.26	54	20.69	111	5.87
门诊咨询	127	24.19	51	4.62	93	35.63	271	14.33
媒体宣传	84	16.00	95	8.60	6	2.30	185	9.78
多种方式并存	223	42.48	714	64.62	21	8.05	958	50.66
精神卫生服务方式								
医院门诊服务	62	11.81	229	20.72	179	68.58	470	24.85
医院住院服务	9	1.71	84	7.60	23	8.81	116	6.13
家庭诊治与护理	289	55.05	33	2.99	32	12.26	354	18.72

社区诊治与护理	54	10.29	216	19.55	21	8.05	291	15.39
多种方式并存	111	21.14	543	49.14	6	2.30	660	34.90

（四）不同精神卫生资源配置地区老年人对精神健康服务需求

关于过去一年里是否因患精神疾病住过院及住院机构种类，在 8 个有精神卫生机构的县市中，有 15 人住过院，其中 12 人在精神病专科医院就诊；在 8 个无精神卫生机构的县市中，仅有 6 人住过院，其中仅 1 人在精神病专科医院就诊。关于精神卫生知识知晓渠道，有精神卫生机构的县市老年人选择专家咨询、门诊咨询、社区宣教要稍高于无精神卫生机构的县市老年人，分别占选择这三项总人数的 57.75% 和 42.25%。

第五节　讨论

一、需要理论是农村老年人精神健康服务需求调查的切入点

在现实生活中，大多数人把需要和需求当作同一概念使用，但是在经济学中，两者却有着质的区别。需要在经济学中是指对目标对象的欲望或渴望，不考虑其支付能力，而需求则是指既有愿望，又有支付能力。由此可见，需要和需求是一种包含关系，有需要，不一定有需求，有需求，就一定存在着需要。卫生经济学对需求的明确定义是：在一定时期、一定价格水平下，消费者愿意并实现购买的卫生服务总量。Steven 和 Gabbay 则把"需求"定义为"人们要些什么"。据此定义，精神健康服务需求是指在一定时期、一定价格水平下，精神障碍患者及其监护主体或自愿或被迫（这里的被迫主要是指那些需要没有意识能力，又没有监护主体、且需要进行治疗的重性精神障碍患者）购买的精神健康服务总量。基于该定义，本研究认为，对精神健康服务的需求调查，可从人们对精神健康服务最基本的欲求（即需要）入手。因为精神健康服务需要与人的其他需要一样，在经济学领域中，是不需要具有支付能力的，因此，本次调查问卷通过了解湖南省农村老年人对精神卫生服务网点——医院、站（所）设置、精神卫生知识知晓渠道和精神卫生服务模式的诉求（即需要）等来间接反映湖南省农村老年人的精神卫生服务需求情况，可为该省科学配置精神卫生资源、尤其是针对农村老年人的

精神卫生资源的配置、以及精神卫生服务其他方面的政策、规划的制订等提供参考依据。

二、经济收入差异是导致农村老年人精神健康服务需求差异的前提

调查结果显示，湖南省农村老年人的经济收入水平较低，且收入主要源自劳动收入。尽管社会保障和子女供奉是国家和家庭的义务以及我国的优良传统，但由于这两块的收入水平极为有限，尤其是对农村家庭来说，大多数老年人没有医疗保障或保障水平不高，且子女供奉没有长效机制，因此，≤200元/月收入的老年精神障碍人群不敢求医问药（如≤200元/月收入的老年人选择医院门诊咨询与治疗的人数仅占该样本人群总的11.81%）。而400元/月及以上收入的大多数老年精神障碍人群，则表达了其对更高精神卫生服务水平的诉求（如≥400元/月的老年人大多选择医院门诊咨询与治疗，占该类样本人群总数的68.58%。农村老年人对精神健康服务需求的这种两极分化现象充分证明，经济收入差异严重影响了农村老年人对精神健康服务的需求。

三、农村老年人生活质量与精神健康服务需求紧密相关

对农村老年人生活质量的调查情况显示，农村老年精神障碍患者的生活质量远远低于农村老年非精神障碍患者以及其他老年病患者的生活质量。生活质量包括物质生活质量和精神生活质量，两者相辅相成，物质生活质量是精神生活质量的基础，精神生活质量是物质生活质量达到一定程度后的更高追求，缺少任何一方，老年人的总体生活质量水平就会大打折扣。本研究中从农村老年精神障碍患者的生活质量尤其是物质生活质量水平上可以推断出，农村老年人生活质量与精神健康服务需求紧密相关，生活质量水平越高的老年人对精神健康服务的需求越多，生活质量水平越低的老年人对精神健康服务的需求越少（因经济条件、家庭关系、法律安全等的限制等而没有能力意识和获得），农村老年人的生活质量水平与农村老年人对精神健康服务的需求呈正相关关系。农村老年人生活质量与精神健康服务需求之间可能存在相互作用，生活质量高的老年人会有更愿意付出经济和时间成本关注自身精神健康问题，因而需求也更多，能够自我感知并满足精神健康服务需求的老年人会带来更满意的生活质量；反之，则生活质量与精神健康服务需求均低。

四、农村老年人对精神健康服务的态度是精神健康服务需求量的基础

调查结果显示，60—69岁、70—79岁两个年龄段的老年人群对是否设立精神卫生服务网点、获取精神卫生知识以及求医模式（以家庭和社区为主）的诉求态度充分说明，在社区和家庭进行精神障碍的诊治与康复模式必将在我国未来得到快速发展。尽管70—79岁、≥80岁两个年龄段的老年人群在精神卫生服务知识的获取和精神卫生服务方式的选取上，差异并不是特别大，但综合经济、文化以及老年人的心理特征（年龄越大，思维和心智的衰退越快）考虑，就意味着这一年龄段的人群不想知道或不想治疗。更深入分析就会发现，在现实生活中，他们只是出于某种无奈罢了。因为求生、求健康是每个年龄段人群的本能。在当今我国精神卫生资源极为有限的条件下，提高精神卫生资源的配置效率，尤其是加强对农村精神卫生资源的投入，是湖南省乃至全国范围的农村精神卫生工作的当务之急。

调查结果显示的四大片区农村老年人精神障碍患病率存在一定差异，长株潭片区最高，湘西片区最低，原因可能是偏远地区老年人更加忌讳谈论精神障碍问题，因害怕外人知道自己可能存在精神障碍问题而隐藏真实想法。调查过程中发现，当调查员说明来意时，一部分老年人常常表现出警惕或紧张的情绪，有些甚至干脆以"很忙"为由拒绝调查。

第六章 农村精神卫生资源及老年人
精神卫生服务利用调查

第一节 调查对象

本研究中关于农村精神卫生资源及老年人精神卫生服务利用调查的主要资料包括湖南省各县市精神卫生资源数量、各县市人口数量及地理面积数量等。县域精神卫生资源数据采用自制调查表通过调查各县市精神卫生机构获得，各县市人口数来源于《湖南省统计年鉴 2012》，地理面积数据来源于各级政府门户网站。

其中，精神卫生资源调查对象主要是湖南省 86 个县市的卫生局、精神卫生机构，被调查的精神卫生机构包括精神卫生专科机构、综合医院精神科、提供精神卫生服务的乡镇卫生院。在参考有关文献基础上，经过项目组讨论和专家咨询，并通过两次预调查后确定自制调查表《湖南省县域精神卫生资源数据调查表》。调查的精神卫生资源数据均为截止 2012 年 12 月 31 日的实有数，精神卫生服务利用如就诊患者信息等均为 2012 年 1 月 1 日至 2012 年 12 月 31 日全年的实有数。调查实施主要包括 2013 年进行的线索调查、预调查和 2014 年进行的正式调查。

线索调查数据显示湖南省共有县域精神卫生机构 56 家，对实际调查过程中发现的 1 家不规范、1 家已撤销、2 家为 2013 年才正式成立、1 家还在筹备中未正式成立等情况予以剔除，形成新的机构名单，实际纳入调查范围的为 44 个县市的 52 家精神卫生机构，其中精神卫生专科机构 32 家，综合医院精神科 8 家，提供精神卫生服务的卫生院 12 家。对上述机构的相关人员进行调查获得精神卫生资源数据。

第二节　研究方法

一、实地调查研究

以湖南省卫生厅的统计数据作为线索调查，采用自制《湖南省县域精神卫生资源数据调查表》对全省县域精神卫生机构的资源配置情况进行调查，内容主要包括县域精神卫生机构人力、财力、物力资源、老年人精神卫生服务利用情况等数据。对上述调查表，首先依据文献资料和开放性问卷调查结果编制量表，进行预测试，对量表进行检验和修订。然后形成正式调查问卷。最后进行正式调查。

二、描述统计分析

采用描述性统计方法，从全省、四大片区、地级市三种空间尺度上分别对县域精神卫生人力、物力、财力资源配置情况及老年人精神卫生服务供给情况进行总体描述分析和地区差异比较。

三、洛伦兹曲线和基尼系数分析

采用洛伦兹曲线、基尼系数等方法，从全省、四大片区、地级市三种空间尺度上对县域精神卫生人力、物力、财力资源的地理密度和人口密度、地理公平性和人口公平性进行比较分析。

洛伦兹曲线是经济学中用来评价社会收入或财产分配公平程度的曲线。本研究中将各县市拥有的卫生资源的百分比构成从小到大排列，人口或地理面积百分比对应关系不变，分别累积，根据累积的百分比在等腰直角三角形内绘制的曲线即为洛伦兹曲线。若曲线与对角线（平均线）重合，表示资源配置绝对公平，反之曲线则位于对角线下方，曲线离对角线越远，表示公平性越低。

基尼系数是根据洛伦兹曲线计算出的反映社会收入分配公平程度的统计指标。关于卫生领域的基尼系数与公平性之间的关系，参照经济学中人群收入分配公平性的基尼系数标准，基尼系数为0是绝对公平，为1是绝对不公平状态，在0.3以下为最佳的平均状态或比较平均状态，在0.3-0.4之间为正常状态，超过0.4为警戒状态，0.4-0.5之间表示不公平，达到0.6以上则属于高度不公平的危险状态。

四、数据处理

将上述文献资料数据和实地调查数据经过核对、整理后编码录入,用 EX-CEL2007 和 SPSS18.0 建立数据库,进行统计分析处理。

第三节 质量控制

资源调查问卷作为一种卫生资源现状调查工具,在设计阶段,设定了明确的调查目的,通过文献研究和专家咨询(包括精神卫生专家、卫生事业管理专家、社会医学系的老师及卫生行政管理人员各 1—2 名),确定了能反映精神卫生资源的相关指标。并采用德尔菲法对调查表的内容效度进行分析,调查表的形成经过多轮次德尔菲法反馈与综合,反复修改和增补,咨询了 16 位本专业相关专家的意见形成,调查表内容主要包括县域精神卫生机构相关信息、精神卫生人力资源、财力资源、物力资源、就诊精神病人相关信息等数据。最后形成的调查表得到了专家们的一致认可,因此本调查表的专家效度较高,可以用于施测。

本次资源调查在现场调查阶段都采取了相应的质量控制手段。一是选择了 3 家精神卫生专科机构和 2 家卫生院进行了预调查,并根据预调查情况对调查表进行了修订;二是为促进被调查单位相关工作人员在填写时能正确理解调查表,专门在"填表说明"中对有关条目进行了具体解释;三是为争取被调查单位的积极配合,明确说明本次调查只在内部统计使用,为科学决策提供依据。在资料处理阶段,经逻辑判断,对调查表中的错项、缺项、漏项通过电话形式予以补充更正。

第四节 结果

一、全省县域精神卫生资源配置现状

(一)全省县域精神卫生机构现状

湖南省 86 个县市中有 44 个县市分布着 52 家精神卫生机构。从机构类别看,有精神卫生专科机构 32 家，综合医院精神科 8 家，提供精神卫生服务的卫生院 12 家。按隶属部门看，卫生系统 48 家、公安系统 1 家、民政系统 1 家、个人 2 家；按机构级别看，市级 3 家、县级 34 家、乡镇级 15 家。按医院等次看，二级 15 家，一级 23 家，未评级 14 家。按机构性质看，营利性 2 家，非营利性 50 家。从是否已注册看，49 家已注册，3 家未注册。从精神卫生机构成立时间看，2000 年前成立的有 34 家，2000 年至 2010 年成立的有 14 家，2010 年后成立的有 4 家；2000 年前成立的机构中有精神卫生专科机构、综合医院精神科、提供精神卫生服务的卫生院分别为 24 家、1 家、9 家，2000 年后成立的分别为 8 家、7 家、3 家。2000 年后成立的精神卫生专科机构、综合医院精神科、提供精神卫生服务的卫生院数量分别占各类别总数的 25.00%、87.50%、25.00%，新增机构主要以依托综合医院成立精神科为主。

（二）全省县域精神卫生人力资源现状

全省 52 家县域精神卫生机构医师总数为 882 人，其中在编 607 人，占总数的 68.82%。医师按职称分，主任医师 7 人，副主任医师 15 人，主治医师 238 人，住院医师 386 人，其他 236 人，分别占总数的 0.79%、1.70%、26.98%、43.76%、26.76%；医师按学历分，研究生学历 3 人，本科学历 213 人，大专学历 393 人，中专及以下 273 人，分别占总数的 0.34%、24.15%、44.56%、30.95%。

全省县域精神卫生机构医师数最多的是湘西自治州精神病医院，149 人（16.89%），最少的是道县精神病医院，2 人（0.23%）。按机构类别分组比较，精神卫生专科机构的医师总数、最大值、最小值、中位数、均值都明显多于综合医院精神科、有精神卫生服务的卫生院（P<0.05）（见表 6-1）。按机构级别分组比较，县级机构的医师总数多于市级机构和乡镇级机构，市级机构医师的最大值、最小值、中位数、均值都明显多于县级机构和乡镇级机构（P<0.05）（见表 6-2）。

表 6-1 三种类别精神卫生机构医师人数比较

机构类别	n	总人数	最大值	最小值	中位数	F	P
精神卫生专科机构	32	765	149	2	21		
综合医院精神科	8	59	13	4	6	4.804	0.012
有精神卫生服务的卫生院	12	58	10	2	5		

表 6-2　三种级别精神卫生机构医师人数比较

机构级别	n	总人数	最大值	最小值	中位数	F	P
市级机构	3	188	149	10	29		
县级机构	34	624	63	4	18	13.113	0.000
乡镇级机构	15	70	10	2	4		

护理人员总数为 960 人，其中在编 664 人，占总数的 69.17%。护理人员按职称分，副主任护师 3 人，主管护师 163 人，护师 289 人，护士 456 人，其他 49 人，分别占总数的 0.31%、16.98%、30.10%、47.50%、5.10%；护理人员按学历分，本科学历 87 人，大专学历 447 人，中专及以下 426 人，分别占总数的 9.06%、46.56%、44.38%。

全省县域精神卫生机构护理人员数最多的是隆回魏源医院，69 人（7.19%），最少的是汉寿县崔家桥镇卫生院，2 人（0.21%）。按机构类别分组比较，精神卫生专科机构的护理人员总数、最大值、中位数、均值都明显多于综合医院精神科、卫生院 2 组（P<0.05）（见表 6-3）。按机构级别分组比较，县级机构的护理人员总数、最大值、中位数多于市级机构和乡镇级机构，市级机构护理人员的最小值、均值都多于市级机构和乡镇级机构（P<0.05）（见表 6-4）。

表 6-3　三种类别精神卫生机构护理人员人数比较

机构级别	n	总人数	最大值	最小值	中位数	F	P
精神卫生专科机构	32	780	69	4	23		
综合医院精神科	8	98	24	4	11	8.831	0.001
有精神卫生服务的卫生院	12	82	16	2	7		

表 6-4　三种级别精神卫生机构护理人员人数比较

机构级别	n	总人数	最大值	最小值	中位数	F	P
市级机构	3	104	63	20	21		
县级机构	34	750	69	4	23	9.331	0.000
乡镇级机构	15	106	16	2	6		

医技、药剂、行政管理等其他人员总数为996人，其中在编743人，占总数的74.60%；所有其他人员中技术人员276人，药剂人员205人，行政管理199人，其他316人，分别占总数的27.71%、20.58%、19.98%、31.73%。离退休人员588人，其中当年退休人数为56人。全省县域精神卫生机构医护比约为1:1.09。

全省县域精神卫生机构其他人员数最多的是汨罗精神病医院，78人（7.83%），最少的是江华瑶族自治县康复医院，2人（0.2%）。按机构类别分组比较，精神卫生专科机构的其他人员总数、最大值、中位数、均值都明显多于综合医院精神科、卫生院2组（P<0.05）（见表6-5）。按机构级别进行分组比较，县级机构的护理人员总数、最大值、中位数多于市级机构和乡镇级机构，市级机构护理人员的最小值、均值都多于市级机构和乡镇级机构（P<0.05）（见表6-6）。

表6-5　三种类别精神卫生机构其他人员人数比较

机构级别	n	总人数	最大值	最小值	中位数	F	P
精神卫生专科机构	32	758	78	2	20		
综合医院精神科	8	138	42	2	17	3.982	0.025
有精神卫生服务的卫生院	12	98	30	2	7		

表6-6　三种级别精神卫生机构其他人员人数比较

机构级别	n	总人数	最大值	最小值	中位数	F	P
市级机构	3	91	52	8	31		
县级机构	34	770	78	2	18	4.516	0.016
乡镇级机构	15	133	30	2	8		

（三）全省县域精神卫生物力资源现状

全省52家县域精神卫生机构实际开放床位数为6265张，其中编制床位数4523张。占地面积30.81万平方米。建筑面积总计24.22万平方米，其中业务用房15.65万平方米，工娱疗室3万平方米，危房面积2.07万平方米。专科设备总价值4734.19万元，总数506台，其中2000年以前投入使用的有77台，2000—2009年投入使用的有199台，2010年后投入使用的有270台。其他设备总价值 2794.53 万元，总数 1503 台。

全省县域精神卫生机构床位数最多的是湘西自治州精神病医院，560 张（8.94%），最少的是东安县白牙镇卫生院茶源分院，15 张（0.24%）。按机构类别分组比较，精神卫生专科机构的床位总数、最大值、中位数、均值都明显多于综合医院精神科、卫生院（P<0.05）（见表 6-7）。按机构级别分组比较，县级机构的床位总数、中位数多于市级机构和乡镇级机构，市级机构医师的最大值、最小值、均值都明显多于县级机构和乡镇级机构（P<0.05）（见表 6-8）

表 6-7　三种类别精神卫生机构床位数比较

机构级别	n	总床位数	最大值	最小值	中位数	F	P
精神卫生专科机构	32	5255	560	30	138		
综合医院精神科	8	650	180	30	66	9.546	0.000
有精神卫生服务的卫生院	12	360	40	15	30		

表 6-8　三种级别精神卫生机构床位数比较

机构级别	n	总人数	最大值	最小值	中位数	F	P
市级机构	3	757	560	98	99		
县级机构	34	5034	400	30	133	11.570	0.000
乡镇级机构	15	474	60	15	30		

（四）全省县域精神卫生财力资源现状

一部分精神卫生机构因管理问题无法单独填报精神卫生财力资源数据，因此最终统计的有 38 个县市的 42 家精神卫生机构的有效数据。调查数据显示，上述县域精神卫生机构总收入 32166.63 万元，其中财政补助收入 4476.82 万元，上级补助收入 1151.11 万元，医疗收入 18919.44 万元，药品收入 6454.79 万元，其他收入 1164.48 万元，分别占总收入的 13.92%、3.58%、58.82%、20.07%、3.62%。其中医疗收入包括门诊收入 2205.65 万元和住院收入 17218.39 万元。总支出 27615.26 万元，其中业务支出 20980.62 万元，财政专项支出 1371.67 万元，分别占总支出的 75.97%、4.97%；业务支出中有药品支出 5884.68 万元、人员支出 10228.17 万元、日常支出 9995.83 万元，其中人员支出中获财政补助 2016.42 万元。收支结余 4551.37 万元。欠费 1430.56 万元，其中医保欠费

296.28 万元，病人欠费 1134.28 万元。负债 8948.94 万元。

二、县域精神卫生资源配置的空间公平性评价

（一）县域精神卫生机构资源空间配置的公平性评价

1. 县域精神卫生机构资源空间配置的基本情况

全省 86 个县市中仅有 44 个县市分布着 52 家精神卫生机构，从县市分布情况看，拥有精神卫生机构数量最多的冷水江市有 3 家，其次是攸县、石门县、安乡县、洞口县、沅陵县，各有 2 家，其他 38 个县市各有 1 家。从地市分布情况看，拥有精神卫生机构数量最多的常德市有 9 家，其次是株洲市、娄底市、永州市，各有 6 家，最少的是湘潭市、湘西州、怀化市、张家界市，各有 1 家。从四大片区分布情况看，长株潭、环长株潭、湘南、湘西四大片区分别有 11 家、26 家、9 家、6 家，分别占总数的 21.15%、50.00%、17.31%、11.54%。在没有精神卫生机构的 42 个县市中，从地市分布情况看，怀化市辖区内的县市最多，有 10 个，其次是邵阳市有 7 个，再次是湘西州、郴州市各有 6 个，长沙市、常德市、益阳市、娄底市为 0。从四大片区分布情况看，没有精神卫生机构的县市数分别为 3 个、6 个、9 个、24 个，分别占总数的 7.14%、14.29%、21.43%、57.14%。

2. 县域精神卫生机构资源空间配置的洛伦兹曲线和基尼系数分析

将各县市拥有的精神卫生机构数的百分比构成从小到大排列，人口或地理面积百分比对应关系不变，分别累积，根据累积的百分比在等腰直角三角形内绘制的曲线即为洛伦兹曲线。县域精神卫生机构资源按人口和地理分布的洛伦兹曲线图，曲线与对角线均有较大的偏差，公平性很差（见图 6-1）。湖南省县域精神卫生机构数在人口和地理配置上的基尼系数分别为 0.555、0.614，均处于不公平状态。

（二）县域精神卫生人力资源空间配置的公平性评价

1. 县域精神卫生人力资源空间配置的基本情况

从全省县域精神卫生人力资源统计数据看，分布很不均衡。将拥有精神卫生机构的 44 个县市的精神卫生医师、护士、其他人员的绝对数进行排名，医师数排名在前 50% 的县市中，长株潭、环长株潭、湘南、湘西四大片区的县市数分别有 5 个、12 个、1 个、4 个；护理人员数排名在前 50% 的县市中，四大片区的县市数分别有 6 个、12 个、0 个、4 个；其他人员数排名在前 50% 的县市中，四大片区的县市数分别有 4 个、13 个、1 个、4 个。总体而言，县域精神卫生人力数

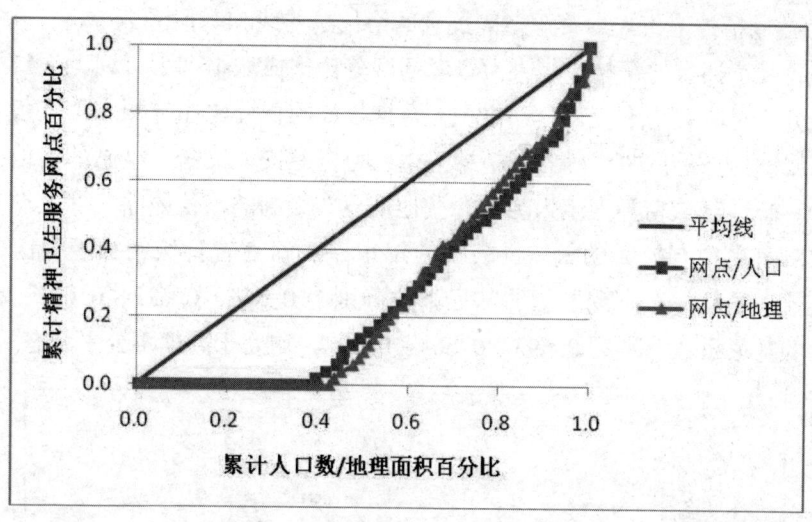

图6-1　县域精神卫生机构资源按人口和地理分布的洛伦兹曲线图

排名在前50%的县市大都属于长株潭、环长株潭片区。排名在前50%的县市的医师、护士、其他人员数的和分别占各类人力总数的81.52%、79.58%、79.68%。在没有精神卫生机构（精神卫生人力数为0）的42个县市中，四大片区的县市数分别为3个、6个、9个、24个。

将各县市精神卫生人力数据按人口分布密度和地理分布密度计算（没有精神卫生机构的县市除外），密度最高与最低的县市之间差距悬殊。选取每10万人口医师数、护士数、其他人员数作为精神卫生人力资源的人口分布密度指标，人口分布密度最高的是永顺县，分别达到每10万人口34.60人、14.63人、12.08人，最低的是汉寿县，分别仅为每10万人口0.25人、0.25人、0.37人，永顺县的人口分布密度分别为汉寿县的138.84倍、58.71倍、32.30倍。选取每千平方公里医师数、护士数、其他人员数作为精神卫生人力资源的地理分布密度指标，三项指标地理分布密度最高的是冷水江市，分别达到每千平方公里54.67人、95.67人、61.50人，最低的分别是道县、汉寿县、江华县，分别仅为每千平方公里0.82人、0.98人、0.62人，地理分布密度最高的县市分别约为密度最低的县市的66.75倍、97.30倍、99.88倍。医师、护士、其他人员人口分布密度排名在前50%的县市中分别有17个、15个、15个县市属于长株潭、环长株潭片区；医师、护士、其他人员地理分布密度排名在前50%的县市中均有18个县市属于长株潭、环长株潭片区。县域精神卫生人力资源主要集中在长株潭和环长株潭片区，总体上呈现以省会为中心，向偏远地区递减，形成由中心地区到外围地区的多层次空间非均衡分布特征。

2. 县域精神卫生人力资源空间配置的洛伦兹曲线和基尼系数分析

将各县市拥有的精神卫生人力资源的百分比构成从小到大排列，人口或地理面积百分比对应关系不变，分别累积，根据累积的百分比在等腰直角三角形内绘制的曲线即为洛伦兹曲线。县域精神卫生人力资源按人口分布绘制的洛伦兹曲线（见图6-2）、县域精神卫生人力资源按地理分布绘制的洛伦兹曲线（见图6-3），曲线与对角线均有较大的偏差，公平性都很差。湖南省县域精神卫生医师、护士、其他人员数在人口配置上的基尼系数分别为0.664、0.622、0.637，在地理配置上的基尼系数分别为0.693、0.664、0.692，均处于高度不公平状态。

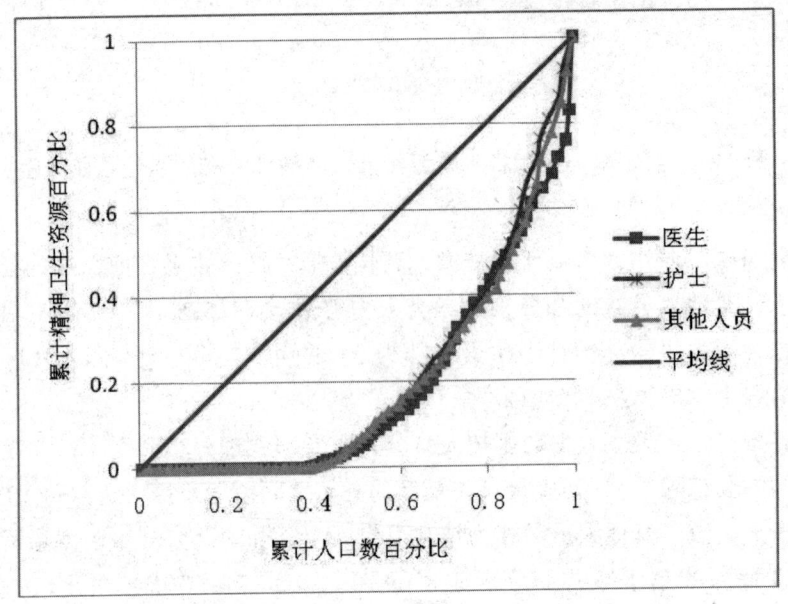

图6-2　县域精神卫生人力资源按人口分布的洛伦兹曲线图

(三) 县域精神卫生物力资源空间配置的公平性评价

1. 县域精神卫生床位资源空间配置的基本情况

将床位数作为精神卫生物力资源的代表性指标，从全省县域精神卫生床位资源统计数据看，分布特征同样为空间非均衡。将拥有精神卫生机构的44个县市的精神卫生床位数按绝对数排名，排名在前50%的县市中，四大片区的县市数分别有4个、12个、2个、4个。排名在前50%的县市床位数之和占全省县域精神卫生床位总数的78.72%。

将各县市精神卫生床位数据按人口分布密度和地理分布密度计算（没有精神卫生机构的县市除外），密度最高与最低的县市之间差距悬殊。选取每10万人口床位数作为精神卫生床位资源的人口分布密度指标，人口分布密度最高的是永顺县，达

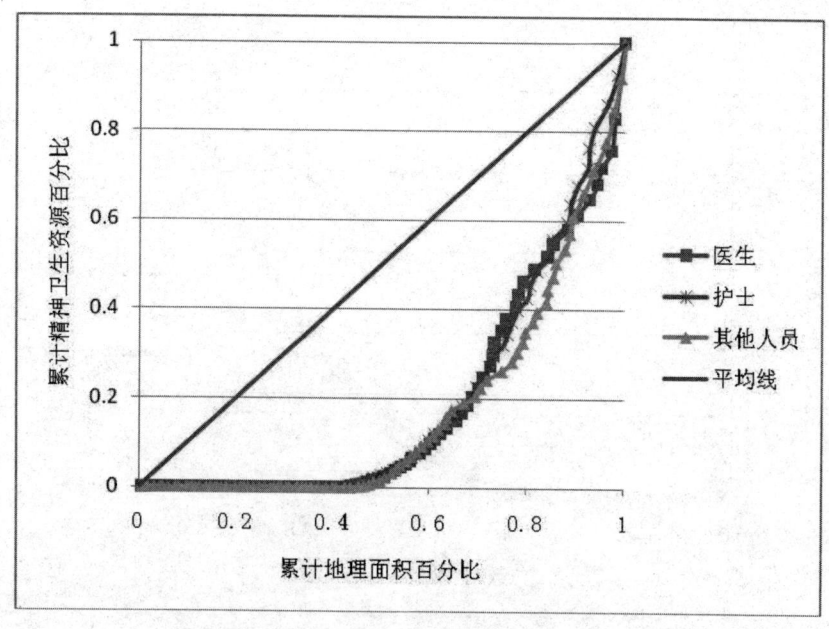

图 6-3　县域精神卫生人力资源按地理分布的洛伦兹曲线图

到每 10 万人口 130.05 张，最低的是东安县，仅为每 10 万人口 2.73 张，永顺县的人口分布密度是东安县的 47.57 倍。选取每千平方公里床位数作为精神卫生物力资源的地理分布密度指标，最高的是冷水江市，达到每千平方公里 455.58 张，最低的是东安县，仅为每千平方公里 6.76 张，地理分布密度最高的县市约为密度最低的县市的 67.40 倍。县域精神卫生机构床位人口分布密度和地理分布密度排名在前 50% 的县市中分别有 15 个和 17 个属于长株潭与环长株潭片区。

2. 县域精神卫生床位资源空间配置的洛伦兹曲线和基尼系数分析

将各县市配置的精神卫生床位数按所占百分比从小到大排列，人口或地理面积百分比保持对应，累积床位数百分比，将相应的点画在等腰直角三角形内，即得到洛伦兹曲线。县域精神卫生床位资源按人口分布和按地理分布绘制的洛伦兹曲线（见图 6-4），曲线弯曲程度均较大，公平性很差。湖南省县域精神卫生床位数在人口和地理配置上的基尼系数分别为 0.617、0.654，均处于高度不公平状态。

（四）县域精神卫生财力资源空间配置的公平性评价

1. 县域精神卫生财力资源空间配置的基本情况

鉴于县域综合医院财务管理精细化程度不够，难以准确填报精神卫生财力资源情况，因此本研究中的县域精神卫生财力资源空间比较分析数据采用 29 家精

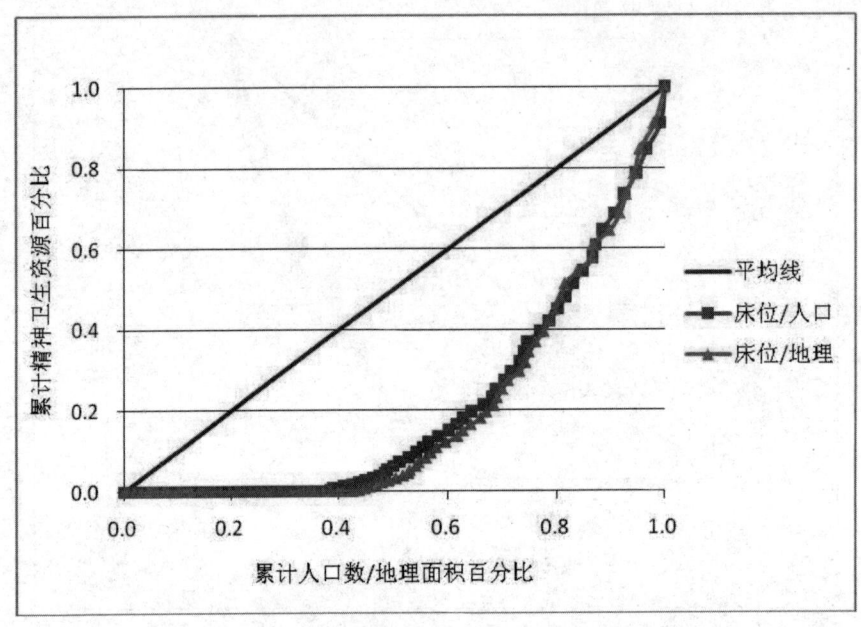

图 6-4　县域精神卫生床位资源按人口和地理分布的洛伦兹曲线图

神卫生专科机构和 4 家大专科小综合的卫生院的统计数据。33 家机构 2012 年度总收入 33947.1 万元,其中财政补助收入、上级补助收入、医疗收入、药品收入、其他收入分别为 4700.82 万元、1151.11 万元、20633.13 万元、6482.56 万元、979.48 万元,占总收入的比重分别为 13.85%、3.39%、60.78%、19.10%、2.88%,医疗收入仍然是主要财力来源(见表 6-9)。

表 6-9　2012 年度全省县域精神卫生专科机构收入情况

	总收入	财政补助收入	上级补助收入	医疗收入	药品收入	其他收入
绝对数(万元)	33947.1	4700.82	1151.11	20633.13	6482.56	979.48
百分比(%)	100	13.85	3.39	60.78	19.10	2.88

　　在实际分析的 33 家精神卫生专科机构中,财政补助收入占医院总收入比重在 20% 以上的有 8 家机构,其中最高的达到 45.10%;获得上级补助收入的机构有 9 家,占总收入比重最高的达到 37.52%;医疗收入占总收入比重达到 50% 以上的有 24 家机构,其中最高的达到 95.08%;药品收入占总收入比重达到 30% 以

上的有 7 家机构,其中最高的达到 40.12%;人员支出中财政补助占比 50% 以上的有 4 家,其中最高的为 83.33%,有 19 家占比为 0;医保及病人欠费占总收入比重达到 10% 以上的有 8 家,其中最高的达到 35.58%,仅有 9 家没有欠费情况;有 20 家机构负债,负债占 2012 年度总收入比重达 50% 以上的有 6 家,其中最高的两家分别达到 165.42% 和 121.95%。

2. 县域精神卫生财力资源空间配置的比较分析

从四大片区的空间尺度视角看,长株潭片区、环长株潭片区、湘南片区、湘西片区的县域精神卫生专科机构财政补助收入占其总收入的比重分别为 14.38%、16.30%、12.59%、6.83%,湘西片区精神卫生专科机构获得的财政补助收入占其总收入比重明显低于其他三个片区;四大片区精神卫生专科机构上级补助收入占其总收入的比重分别为 3.15%、4.78%、0.89%、0.65%,湘南、湘西片区精神卫生专科机构获得的上级补助收入占其总收入比重明显低于其他两个片区;四大片区精神卫生专科机构医疗及药品收入占其总收入比重分别为 78.62%、77.37%、80.64%、88.02%;四大片区精神卫生专科机构医保及病人欠费占其总收入比重分别为 1.51%、6.19%、5.41%、6.13%,长株潭片区精神卫生专科机构欠费情况明显好于其他三个片区(见表 6-10)。

表 6-10 2012 年度四大片区县域精神卫生专科机构收入与欠费情况
(占总收入百分比)

机构所属片区	财政补助收入占比	上级补助收入占比	医疗收入占比	药品收入占比	其他收入占比	人员支出占总支出比	人员支出中财政补助占比	欠费额占总收入比例
长株潭	14.38%	3.15%	61.71%	16.91%	3.85%	39.41%	21.61%	1.51%
环长株潭	16.30%	4.78%	57.17%	20.20%	1.55%	31.78%	17.44%	6.19%
湘南	12.59%	0.89%	69.85%	10.79%	5.88%	44.00%	35.06%	5.41%
湘西	6.83%	0.65%	66.69%	21.33%	4.50%	36.96%	20.87%	6.13%

从机构级别的视角看,地市级、县区级、乡镇级的精神卫生专科机构财政补助收入占其总收入比重分别 10.14%、14.22%、17.35%,卫生院获得财政补助占其总收入百分比相对较高;医疗及药品收入占比分别为 66.13%、60.83%、47.09%,级别越高的精神卫生专科机构其医疗及药品收入占其总收入百分比相对越高;医保及病人欠费占总收入比重分别为 5.73%、6.19%、5.04%、5.19(见表 6-11)。

表 6-11　2012 年度不同级别县域精神卫生专科机构收入与欠费情况

（占总收入百分比）

机构级别	财政补助收入占比	上级补助收入占比	医疗收入占比	药品收入占比	其他收入占比	人员支出占总支出比	人员支出中财政补助占比	欠费额占总收入比例
地市级	10.14%	0.00%	66.13%	18.65%	5.08%	38.01%	28.61%	5.73%
县区级	14.22%	4.08%	60.83%	19.23%	1.65%	34.27%	17.81%	5.04%
乡镇级	17.35%	1.35%	47.09%	4.84%	15.99%	42.64%	43.73%	5.19%

三、县域精神卫生资源配置的可及性评价

调查发现，农村老年人精神疾病预防、治疗和康复服务难以落到实处的原因主要集中在三点：一是因精神卫生资源匮乏导致的服务供给不足；二是因家庭经济水平低及精神卫生知识匮乏等原因导致的服务需求不足；三是因"污名化"导致的服务利用不足。保证人人都能得到正确的、质高价廉的精神卫生治疗和康复服务是公共卫生服务的一项重要内容。因此，对农村老年人群的精神健康公共卫生服务要从现实问题出发，集中力量解决上述三个难题，这三个难题的实质就是精神卫生服务的可及性问题。在精神卫生资源总量严重不足、县乡村三级精防网络还远未真正建立起来的条件下，县域精神卫生服务网点的空间布局状况是判断精神卫生服务可及性的重要指标。县域精神卫生服务网点因其在地理和经济上具有良好的可及性而成为促进农村社区居民精神健康的良好选择，因此本部分研究以县域精神卫生服务网点布点率作为比较精神卫生服务空间可及性的量化指标。县域精神卫生服务网点布点率（以下简称县域网点布点率）是指一个区域范围内有精神卫生服务网点布点的县市数占该区域内县市总数的比率。

统计数据显示，湖南省 86 个县市中有 44 个县市共分布着 52 家精神卫生机构网点，县域网点布点率约为 51.16%。44 个网点布点县市（指辖区内拥有精神卫生服务网点的县市）常住人口约 3152.91 万人，网点人口分布密度约为 0.016 个/万人；42 个网点空白县市（指辖区内精神卫生服务网点数为 0 的县市）常住人口约 1894.3 万人，即约 37.53% 的县域人口在本县市找不到精神卫生服务网

点。44 个网点布点县市的地理面积约为 10.96 万平方公里，网点地理分布密度约为 4.74 个/万平方公里，42 个网点空白县市的地理面积约为 8.13 万平方公里，即约 42.58%的县域面积为精神卫生服务网点空白区。

从区域视角看，长株潭、环长株潭、湘南、湘西四大片区的县域网点布点率分别为 72.73%、78.57%、50.00%、17.24%，大致呈递减特征。网点布点县市的网点人口分布密度在 0.016—0.018 个/万人之间，网点空白县市人口占本区域人口百分比最高的是湘西片区，约 74.58%的居民在本县市找不到精神卫生服务网点。网点布点县市中地理分布密度最高的是环长株潭片区（5.32 个/万平方公里），最低的是湘西片区（3.30 个/万平方公里），四大片区的网点空白县市地理面积占本区域内县域面积的百分比依次递增，分别为 13.77%、20.17%、41.40%、73.50%。

从地级市视角来看，县域网点布点率最高的是长沙市、常德市、益阳市、娄底市，均为 100%；其次是株洲市，约为 80%；再次是岳阳市、永州市，均为 66.67%；张家界市、衡阳市、湘潭市、郴州市、邵阳市、湘西州、怀化市均在 50%及以下，其中湘西州、怀化市分别仅为 14.29%和 9.09%。网点布点县市的网点人口分布密度最高的是株洲市（0.025 个/万人），最低的是衡阳市（0.010 个/万人）；网点空白县市人口占本地级市县域人口百分比非常高的是怀化市、湘西市、邵阳市，分别有 85.87%、80.93%和 70.54%的居民在本县市找不到精神卫生服务网点。网点布点县市的网点地理分布密度最高的是娄底市（7.80 个/万平方公里），最低的是怀化市（1.71 个/万平方公里）；网点空白县市地理面积占本地级市县域面积百分比非常高的是怀化市、邵阳市、湘西市，分别有 78.17%、75.32%和 73.58%的县域面积为网点空白区。

四、县域精神卫生机构老年人服务利用情况

（一）全省县域精神卫生机构老年人服务利用现状

对全省 52 家县域精神卫生机构 2012 年 1 月 1 日至 2012 年 12 月 31 日的就诊患者信息进行了调查，共计调查 31224 名患者信息，对性别、年龄、户籍等信息进行甄别后，共筛选出 25826 名患者有效信息，县域精神卫生机构就诊患者分析数据确定为 38 个县市的 41 家精神卫生机构的患者有效数据。调查数据显示，在实际分析的 25826 名就诊患者中，老年就诊患者 4162 名，占调查的就诊患者总数的 16.12%。将老年就诊患者分为 60—69 岁、70—79 岁、80 岁以上三个年龄段进行分析，三个年龄段的就诊患者分别为 2345 名、1184 名、633 名，分别占

老年就诊患者总数的 56.34%、28.45%、15.21%，三个年龄段的老年就诊患者人数比例为 4∶2∶1。13559 名男性就诊患者中老年男性就诊患者 2032 名，占比 14.99%；12267 名女性就诊患者中老年女性就诊患者 2130 名，占比 17.36%。18592 名住院患者中老年住院患者 3316 名，占比 17.84%；7234 名门诊患者中老年门诊患者 846 名，占比 11.69%。24082 名本县户籍就诊患者中本县老年就诊患者 3996 名，占比 16.59%；1744 名外地户籍患者中外地老年就诊患者 166 名，占比 9.52%（见表 6-12，图 6-5）。

表 6-12 湖南省 2012 年度县域精神卫生机构就诊患者人数分类统计表（单位：人）

年龄段	男性	女性	住院	门诊	本县	外地
<20 岁	476	423	625	274	775	124
20-29 岁	2998	2200	3730	1468	4739	459
30-39 岁	3378	2803	4248	1933	5769	412
40-49 岁	3225	2960	4296	1889	5779	406
50-59 岁	1450	1751	2377	824	3024	177
60-69 岁	1105	1240	1702	643	2234	111
70-79 岁	595	589	1028	156	1139	45
≥80 岁	332	301	586	47	623	10

一些老年人的心理健康出现问题，甚至走向极端。有数据显示，自杀已成为中国老年人死亡排行的第十大原因。在自杀死亡的老年人中，95% 有不同程度的心理障碍。按文献报道的农村老年人重性抑郁障碍现患率 6.8%[1]和农村老年痴呆患病率 6.05%[2]估算，湖南省 602.58 万农村老年人口中重性抑郁障碍和老年痴呆患者超过 70 万，但县域精神卫生机构就诊患者数据显示，在各县市精神卫生机构就诊的 60 岁以上患者仅有 4162 名，其中接受住院服务的仅为 3316 名，患病人数与利用服务人数的差距十分悬殊。

（二）全省县域精神卫生机构老年人服务利用的空间比较

从区域视角看，调查的全省县域精神卫生机构老年就诊患者总数 4162 人，

---

① 胡宓：《社会联系、社会支持与农村老年人情绪问题相关研究》，博士学位论文，中南大学，2012 年，第 89 页。

② Jia J, Wang F, Wei C, et al. The Prevalence of Dementia in Urban and Rural Areas of China. Alzheimer's & Dementia. *The Journal of the Alzheimer's Association*, Vol. 10, No. 1, 2014.

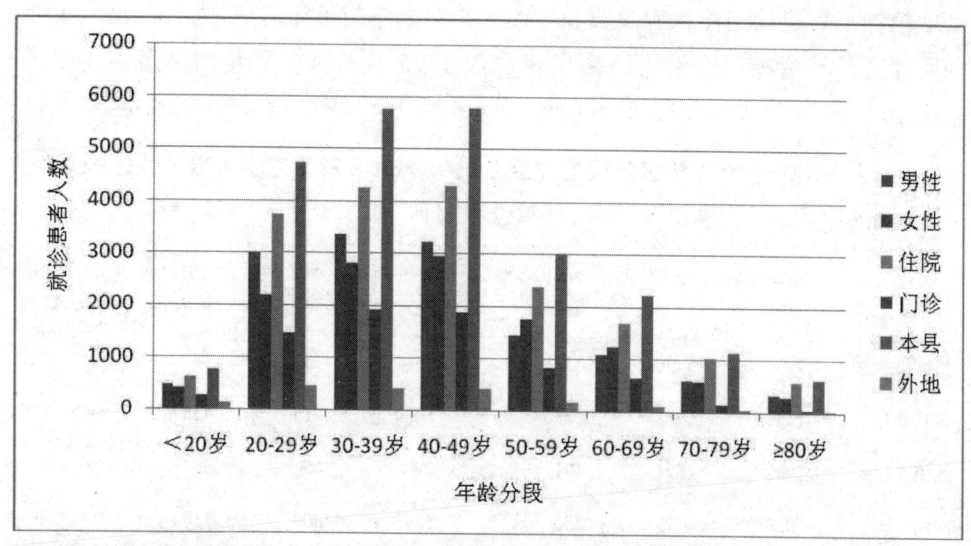

图 6-5　湖南省 2012 年度县域精神卫生机构就诊患者人数分类统计柱状图

四大片区分别有 2331 人、1180 人、101 人、550 人，占老年就诊患者总数比例分别为 56.01%、28.35%、2.43%、13.21%；全省老年住院患者总数 3316 人，四大片区分别有 2327 人、515 人、65 人、409 人，占老年住院患者总数比例分别为 70.17%、15.53%、1.96%、12.33%；老年门诊患者总数 846 人，四大片区分别有 4 人、665 人、36 人、141 人，占老年门诊患者总数比例分别为 0.47%、78.61%、4.26%、16.67%。

　　长株潭片区县域精神卫生机构就诊患者总数 7927 人，其中老年就诊患者 2331 人，占比 29.41%；环长株潭片区县域精神卫生机构就诊患者总数 10948 人，其中老年就诊患者 1180 人，占比 10.78%；湘南片区县域精神卫生机构就诊患者总数 1922 人，其中老年就诊患者 101 人，占比 5.25%；湘西片区县域精神卫生机构就诊患者总数 5029 人，其中老年就诊患者 550 人，占比 10.94%（见表 6-13，图 6-6，图 6-7）。长株潭片区县域精神卫生机构住院患者总数 7909 人，其中老年住院患者 2327 人，占比 29.42%；环长株潭片区县域精神卫生机构住院患者总数 5924 人，其中老年住院患者 515 人，占比 8.69%；湘南片区县域精神卫生机构住院患者总数 1055 人，其中老年住院患者 65 人，占比 6.16%；湘西片区县域精神卫生机构住院患者总数 3704 人，其中老年住院患者 409 人，占比 11.04%（见表 6-13，图 6-8，图 6-9）。长株潭片区县域精神卫生机构门诊患者总数 18 人，其中老年门诊患者 4 人，占比 22.22%；环长株潭片区县域精神卫生机构门诊患者总数 5024 人，其中老年门诊患者 665 人，占比 13.24%；湘南片区县域精神卫生机构门诊患者总数 867 人，其中老年门诊患者 36 人，占比 4.15%；湘西片区县域精神卫生机构门诊患者总数 1325 人，其中老年门诊患者 141 人，占比 10.64%（见表 6-13，图 6-10，图 6-11）。

表 6-13　湖南省 2012 年度县域精神卫生机构≥60 岁就诊患者人数分片区统计表
（单位：人）

片区	就诊患者总数	<60 岁就诊人数	≥60 岁就诊人数	<60 岁住院人数	≥60 岁住院人数	<60 岁门诊人数	≥60 岁门诊人数
长株潭	7927	5596	2331	5582	2327	14	4
环长株潭	10948	9768	1180	5409	515	4359	665
湘南	1922	1821	101	990	65	831	36
湘西	5029	4479	550	3295	409	1184	141

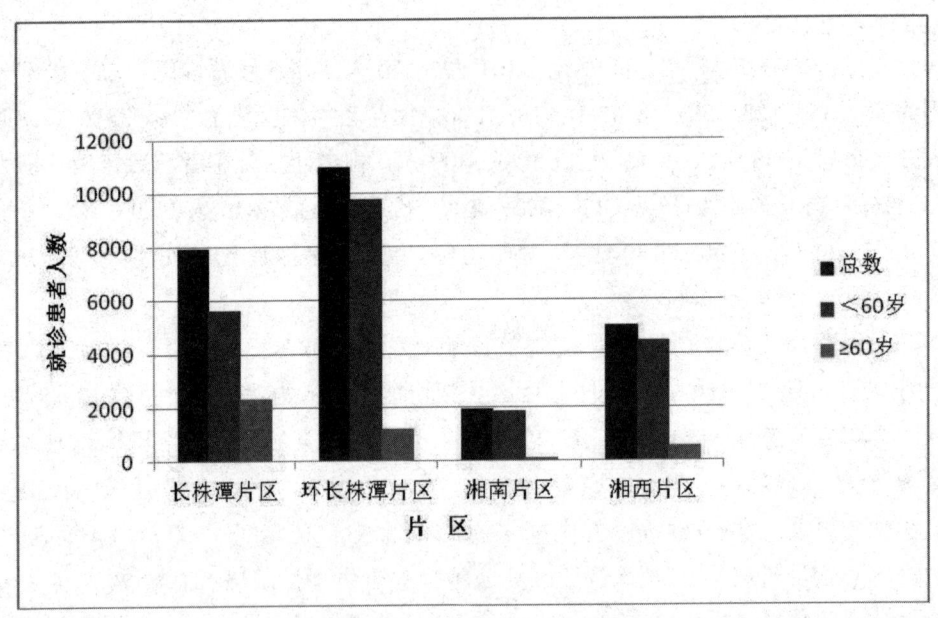

图 6-6　湖南省 2012 年度县域精神卫生机构≥60 岁就诊患者人数分片区对比柱状图

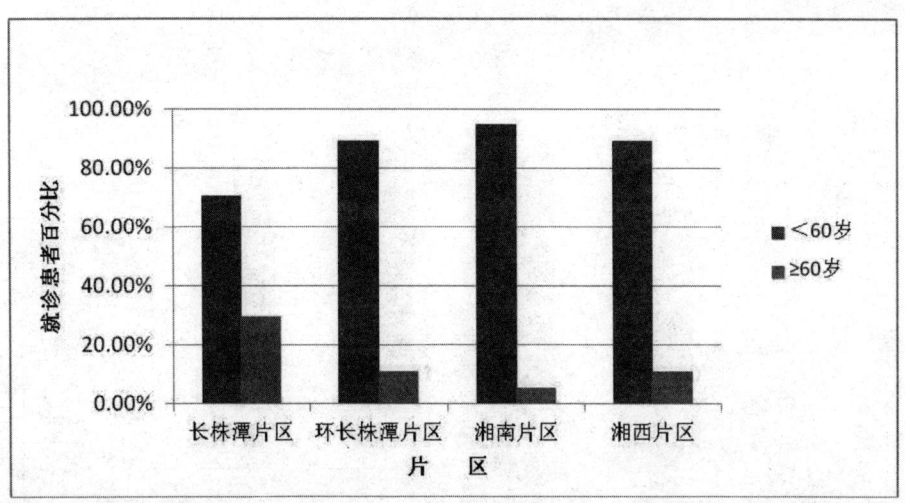

图 6-7　湖南省 2012 年度县域精神卫生机构≥60 岁就诊患者占比分片区对比柱状图

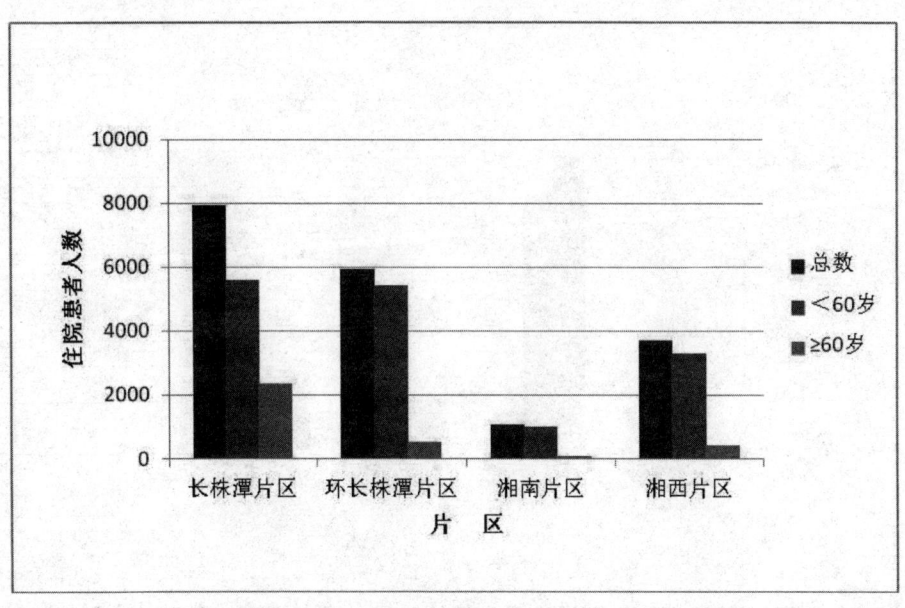

图 6-8　湖南省 2012 年度县域精神卫生机构≥60 岁住院患者人数分片区对比柱状图

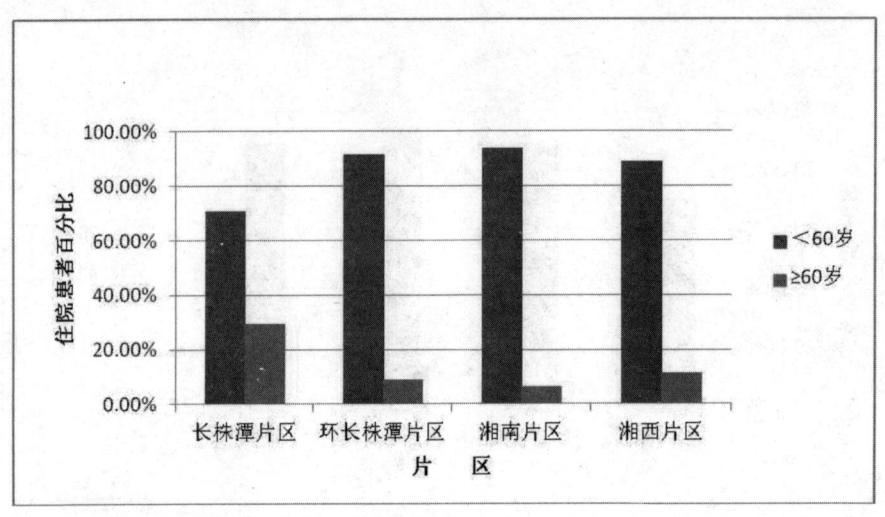

图 6-9　湖南省 2012 年度县域精神卫生机构≥60 岁住院患者占比分片区对比柱状图

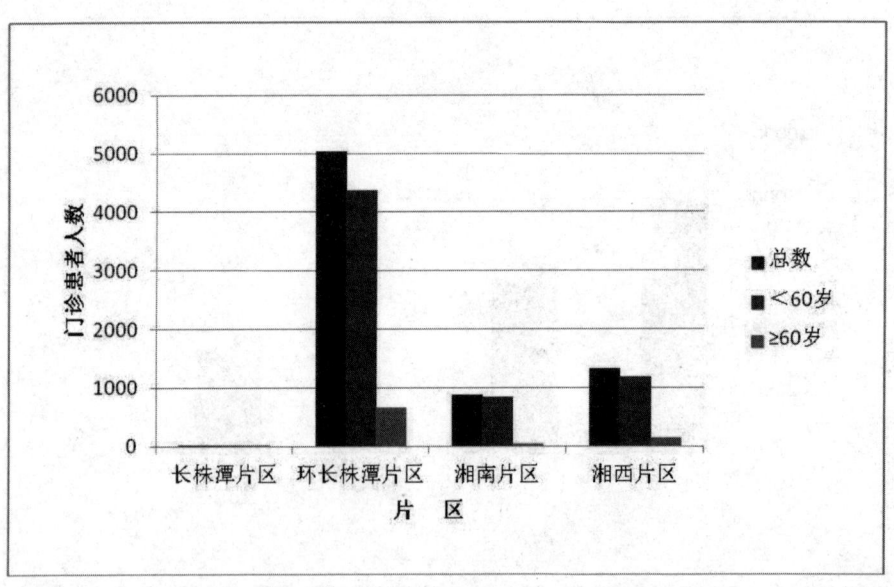

图 6-10　湖南省 2012 年度县域精神卫生机构≥60 岁门诊患者人数分片区对比柱状图

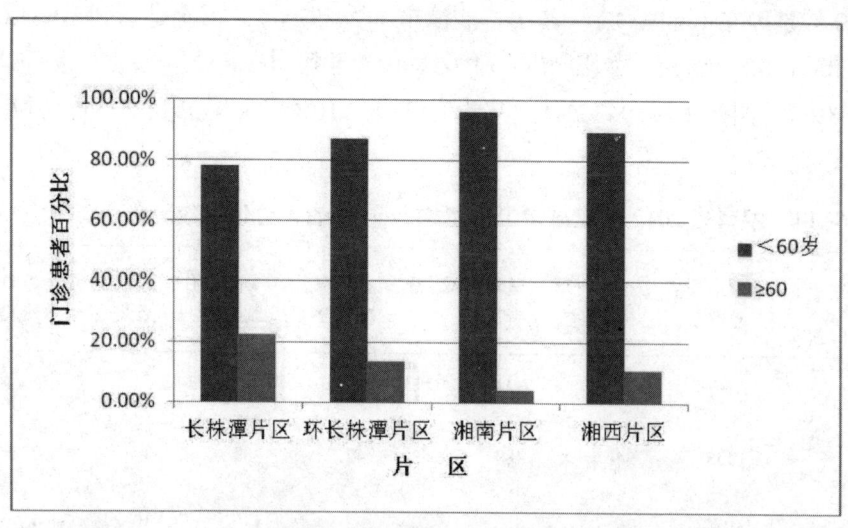

图6-11　湖南省2012年度县域精神卫生机构≥60岁门诊患者占比分片区对比柱状图

从地级市视角来看，在调查的县域精神卫生机构老年就诊患者中，14个市州占比最高的是长沙市（44.14%），其次是达到10%以上的株洲市（11.75%）、岳阳市（11.60%）、常德市（10.74%），再次是其余市州均在10%以下，最低的是衡阳市，仅为0.10%；老年住院患者中，14个市州占比最高的是长沙市（55.40%），其次是株洲市（14.75%），其余市州均在10%以下，其中低于1%的有湘西州、张家界市、娄底市、郴州市、衡阳市、湘潭市，最低的湘潭市仅为0.03%；老年门诊患者中，14个市州占比最高的常德市（37%），其次是岳阳市（24.70%）、益阳市（16.78%），其余市州均在10%以下。

县域精神卫生机构老年就诊患者占本院就诊患者比重相对比较高的是株洲市、长沙市，分别为34.08%、28.43%；其次是湘潭市、怀化市、邵阳市、岳阳市、常德市、娄底市，分别为16.13%、12.66%、12.47%、11.66%、10.64%、10.44%；益阳市、张家界市、湘西州、永州市、衡阳市均在10%以下，其中最低的是郴州市，占比仅为4.09%（见表6-14，图6-12，图6-13）。县域精神卫生机构老年住院患者占本院住院患者比重相对比较高的是株洲市、长沙市，分别为34.17%、28.43%；其次是怀化市、邵阳市、岳阳市、娄底市，分别为12.66%、12.47%、10.32%、10.12%；常德市（7.94%）、永州市（7.46%）、张家界市（7.01%）、益阳市（6.16%）、衡阳市（5.97%）、湘潭市（5.88%）、湘西州（5.56%）、郴州市（3.63%）均在10%以下，其中郴州市最低（见表6-14，图6-14，图6-15）。县域精神卫生机构老年门诊患者占本院门诊患者比重最高的是娄底市（50%），其次是湘潭市（28.57%），再次是达到10%以上的岳阳市（14.06%）、益阳市（14.02%）、常德市（12.45%）、张家界市（10.88%）、湘西州（10.36%），其他地市均在10%以下（见表6-14，图6-16，图6-17）。

表6-14　湖南省2012年度县域卫生机构≥60岁病人分地市统计表（单位：人）

地市	就诊患者总数	<60岁就诊患者数	≥60岁就诊患者数	<60岁住院人数	≥60岁住院人数	<60岁门诊人数	≥60岁门诊人数
长沙	6461	4624	1837	4624	1837	0	0
株洲	1435	946	489	942	489	4	0
湘潭	31	26	5	16	1	10	4
衡阳	76	72	4	63	4	9	0
岳阳	4142	3659	483	2382	274	1277	209
常德	4202	3755	447	1554	134	2201	313
益阳	2279	2059	220	1188	78	871	142
娄底	249	223	26	222	25	1	1
郴州	391	375	16	345	13	30	3
永州	1531	1446	85	645	52	801	33
怀化	537	469	68	469	68	0	0
湘西	1094	1004	90	459	27	545	63
邵阳	2310	2022	288	2022	288	0	0
张家界	1088	984	104	345	26	639	78

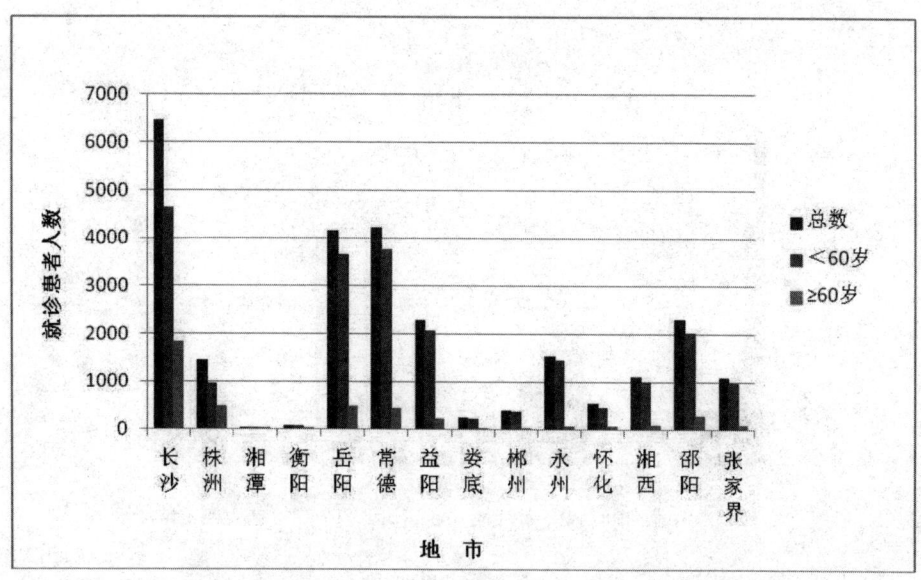

图6-12 湖南省2012年度县域精神卫生机构≥60岁就诊患者分地市对比柱状图

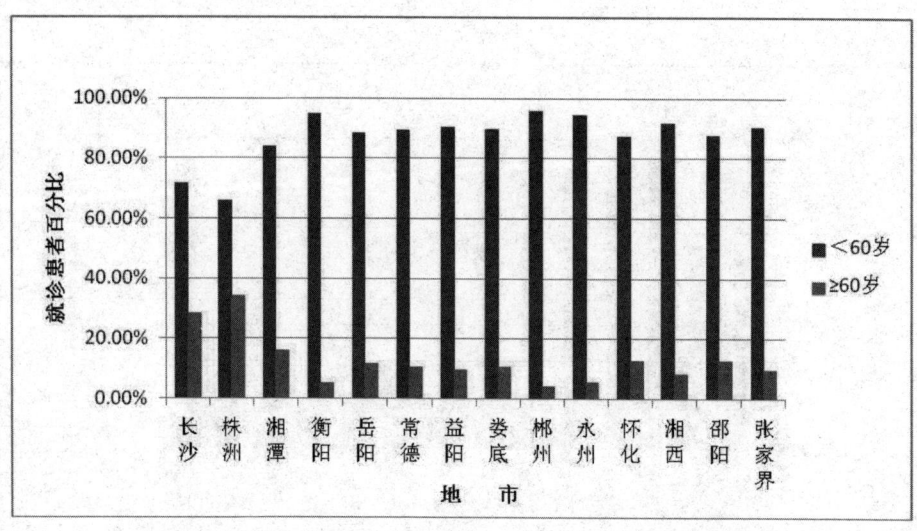

图6-13 湖南省2012年度县域精神卫生机构≥60岁就诊患者占比分地市对比柱状图

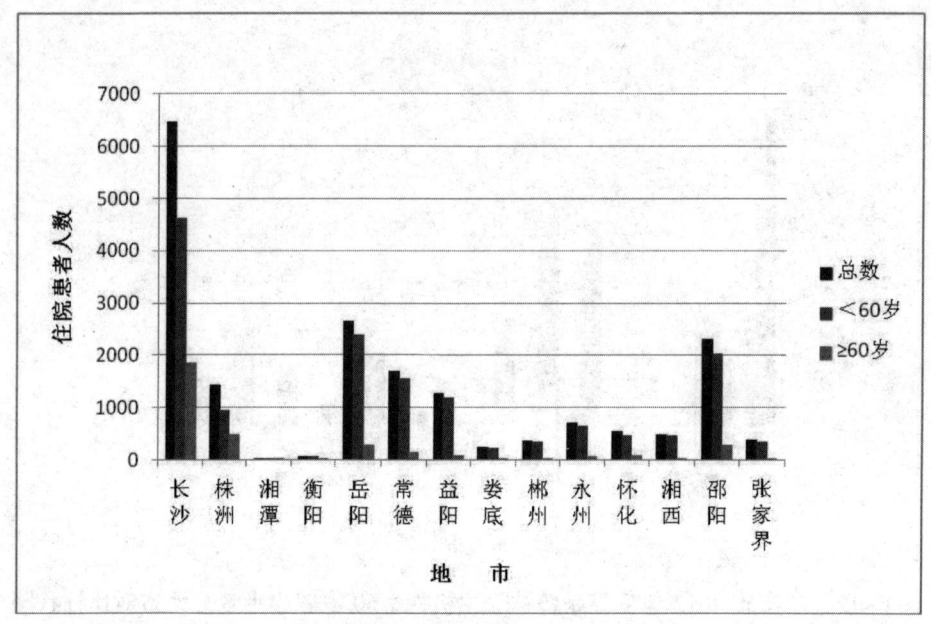

图 6-14　湖南省 2012 年度县域精神卫生机构≥60 岁住院患者人数分地市对比柱状图

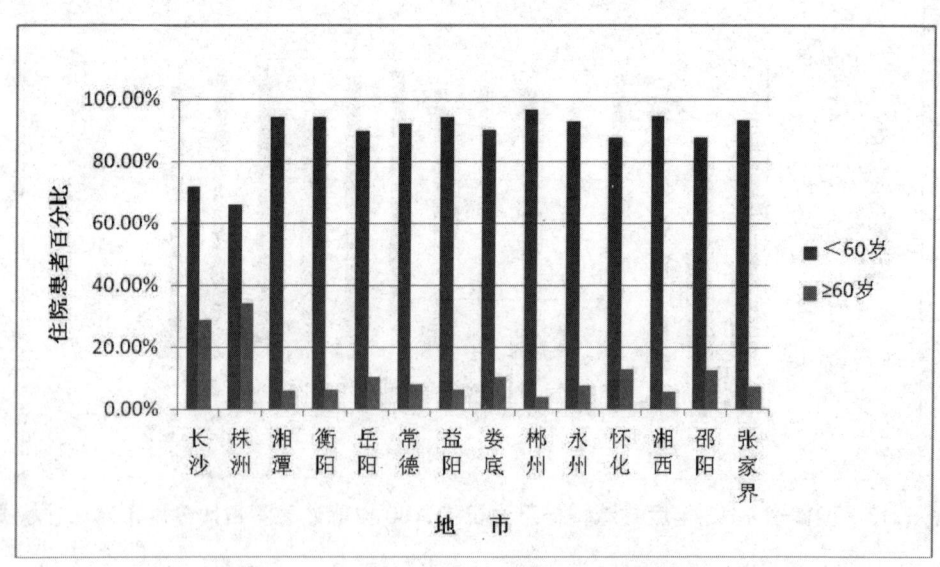

图 6-15　湖南省 2012 年度县域精神卫生机构≥60 岁住院患者占比分地市对比柱状图

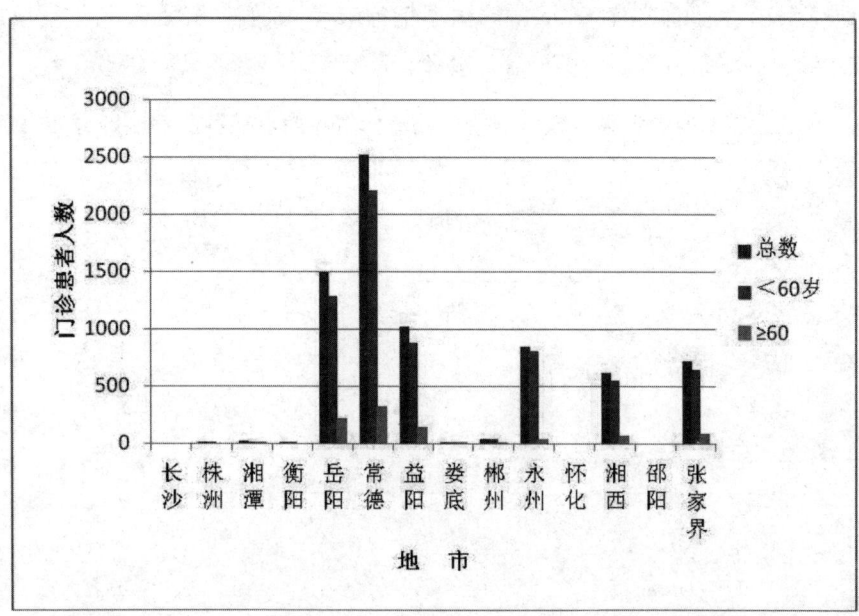

图 6-16 湖南省 2012 年度县域精神卫生机构≥60 岁门诊患者人数分地市对比柱状图

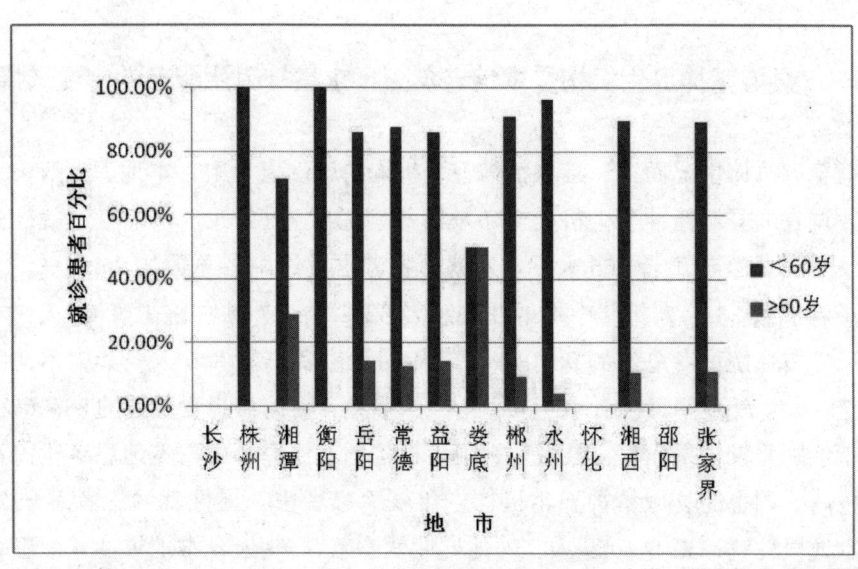

图 6-17 湖南省 2012 年度县域精神卫生机构≥60 岁门诊患者占比分地市对比柱状图

（三）县域精神卫生机构老年就诊患者病种分析

湖南省县域精神卫生机构老年就诊患者病种分布统计结果显示，4162 名老年就诊患者中前五位是精神分裂症（含分裂样精神病）3281 例，老年痴呆症 90

例，神经症 61 例，抑郁症 56 例，偏执型精神障碍 48 例，分别占老年就诊患者总数的 78.83%、2.16%、1.47%、1.35%、1.15%（见表 6-15）。

表 6-15　2012 年湖南省县域精神卫生机构老年就诊患者病种及病例数分布（例）

年龄段	精神分裂症	分裂样	老年痴呆	神经症	抑郁	双向	睡眠障碍	癫痫所致精神障碍	器质性	其他
60~69 岁	1872	32	36	32	46	32	22	20	8	245
70~79 岁	897	24	39	18	8	9	17	2	0	170
≥80 岁	446	10	15	11	2	0	2	2	2	143
总数	3215	66	90	61	56	41	41	24	10	558

第五节　讨论

一、县域精神卫生机构是本地老年人寻求精神卫生服务的主要选择

就全省总体情况而言，县域精神卫生机构的就诊患者中，本地患者所占比重极高。调查的县域精神卫生机构老年就诊患者总数 4162 人，其中本地就诊患者 3996 人，外地就诊患者 166 人，本地就诊患者占就诊患者总数的 96.01%。老年住院患者总数 3316 人，其中本地住院患者 3251 人，外地住院患者 65 人，本地住院患者占住院患者总数的 98.04%。老年门诊患者总数 846 人，其中本地门诊患者 745 人，外地门诊患者 101 人，本地门诊患者占门诊患者总数的 88.06%。

就性别比较结果而言，县域精神卫生机构的就诊患者中，本地患者所占比重同样极高。调查的县域精神卫生机构老年就诊患者中，男性就诊患者总数 2032 人，本地男性就诊患者 1959 人，外地男性就诊患者 73 人，本地男性就诊患者占男性就诊患者总数 96.41%；男性住院患者总数 1736 人，本地男性住院患者 1697 人，外地男性住院患者 39 人，本地男性住院患者占男性住院患者总数 97.75%；男性门诊患者总数 296 人，本地男性门诊患者 262 人，外地男性门诊患者 34 人，本地男性门诊患者占男性门诊患者总数 88.51%。女性就诊患者总数 2130 人，本地女性就诊患者 2037 人，外地女性就诊患者 93 人，本地女性就诊患者占女性就

诊患者总数95.63%；女性住院患者总数1580人，本地女性住院患者1554人，外地女性住院患者26人，本地女性住院患者占女性住院患者总数98.35%；女性门诊患者总数550人，本地女性门诊患者483人，外地女性门诊患者67人，本地女性门诊患者占女性门诊患者总数87.82%。

从各个县域精神卫生机构的具体情况看，全省仅有湘西自治州精神病医院和临澧县康复医院的老年就诊患者中外地人数占就诊患者总数的比重相对较高，分别达到45.56%、48.39%，其中前者的老年男性住院患者、老年女性住院患者和后者的老年男性门诊患者、老年女性门诊患者的外地人数均多于本地人数。其他精神卫生机构就诊患者中的外地人数所占比重均极低。这一状况可能与农村老年人寻求精神卫生服务主要倾向于本县市的精神卫生机构有着直接的关联。

二、县域精神卫生服务网点覆盖率较低

数据分析显示，湖南省县域精神卫生服务网点布局的空间差异较大。就全省总体水平而言，县域网点覆盖情况与全国平均水平基本一致——"大约一半左右的县没有任何精神卫生专业机构"[1]，但从不同地理范围做进一步分析发现，大致以长株潭片区为核心区，向外围地区逐渐变化，网点空白县市常住人口绝对数及其占本片区县域人口百分比、网点空白县市地理面积绝对数及其占本片区县域面积百分比大致呈递增趋势。其中湘西片区的县域网点空白区约5.05万平方公里，占全省县域空白区的62.13%，有1023.88万人在本县市找不到精神卫生服务网点，占全省县域空白区人口的54.05%，成为明显的精神卫生资源配置的边缘区域。此外，环长株潭片区的精神卫生服务网点县域布点率略高于长株潭片区，这可能是因为长株潭片区离省会城市近，具有共享省会城市优势精神卫生资源的区位优势，因而布点的驱动力不如环长株潭片区强，这也说明离省会城市近的县域空白区居民因为具有可共享周边地区精神卫生服务的优势，因而比离省会城市远的居民在寻求精神卫生服务时面临的困难要小得多。

分析还发现，县域精神卫生服务网点布局与地方经济发展水平存在一定的正向关系。将86个县市按人均生产总值从高到低进行排名，排名前10位的县市中县域网点布点率（80%）远超排名末10位的县市布点率（30%）。将86个县市按人均生产总值排名分为前后两半部分（即前43名和后43名），前43名县市中

---

① 肖水源：《我国精神卫生服务面临的重要挑战》，《中国心理卫生杂志》2009年第12期。

县域网点布点率（65.1%）也超过了后 43 名县市的县域网点布点率（41.9%）。再将这一步推进与区域结合进行分析，四大片区人均生产总值排名进入前 43 名的县市占该区域县市数的百分比依次递减，其中湘西片区仅有 13.8%的县市进入前 43 名，处于后 43 名的 25 个湘西片区县市中有 20 个是县域网点空白区。由此可见，区域地理位置和地方经济发展水平都可能是影响精神卫生服务网点布局的的主要原因。

三、县域精神卫生资源总量严重不足

从精神卫生机构、病床和人力资源总量看，湖南省各县域的精神卫生资源的总量表现为严重不足。如在湖南省 86 个县市中，仅有 44 个县市有精神卫生服务网点，近一半的县市没有网点，其中 1894.3 万县域人口在本县市找不到精神卫生服务网点，8.13 万平方公里的县域面积为网点空白区；精神卫生资源人口分布密度按布点县市辖区内的常住人口数计算，精神卫生机构资源仅为每万人0.016 个服务网点；精神卫生人力资源仅为医师每 10 万人 1.56 人，护理人员每10 万人 1.70 人，其他人员每 10 万人 1.67 人；精神卫生物力资源仅为床位每 10万人 10.83 张。精神卫生资源地理分布密度按布点县市辖区内的地理面积计算，精神卫生机构资源仅为每万平方公里 4.74 个；精神卫生人力资源仅为医师每千平方公里 4.13 人，护理人员每千平方公里 4.49 人，其他人员每千平方公里 4.39人；精神卫生物力资源仅为床位每千平方公里 28.64 张。如果将县域精神卫生资源按所有县市人口数和地理面积计算资源的人口分布密度和地理分布密度，上述平均数还要低很多。与每 10 万人口精神科医师 1.5 人、精神科护士 2.4 人[①]、床位 15.8 张[②]的全国平均水平相比，存在较大差距；与每 10 万人口精神科医师4.15 人、精神科护士 12.97 人[③]、床位 43.6 张[④]的世界平均水平相比，则差距更大。

从对精神卫生机构的财力投入及精神卫生机构的收入水平看，亦表现为资金

---

① 卫生部：《我国重性精神病防治面临四大挑战》，新华网（http：//news. xinhuanet. com/society/2011-08/16/c_ 121868141. htm）

② 马宁、严俊、马弘等：《2010 年中国精神卫生机构和床位资源现状分析》，《中国心理卫生杂志》2012 年第 12 期。

③ 卫生部：《我国重性精神病防治面临四大挑战》，新华网（http：//news. xinhuanet. com/society/2011-08/16/c_ 121868141. htm）

④ 马宁、严俊、马弘等：《2010 年中国精神卫生机构和床位资源现状分析》，《中国心理卫生杂志》2012 年第 12 期。

的严重短缺。抽样调查结果显示，湖南省 32 家县域精神卫生专科机构 2012 年度总收入为 33947.1 万元，其中财政补助收入 4700.82 万元，占比 13.85%，与文献报道的 2010 年精神病医院财政补助收入占医院总收入比重 26.87%[1]的全国平均水平相比，差距较大。11 家机构没有财政补助收入，7 家机构的财政补助收入占总收入比重在 10% 以下。4 家机构收支结余为负数，6 家机构收支结余不足 50 万元，23 家机构有病人欠费或医保欠费，19 家机构负外债。湖南省县域精神卫生专科机构的这种财务状况与经合组织（OECD）成员国精神卫生经费的 70%~80% 由政府提供的水平相比[2]，差异巨大。而这一差异产生的主要原因，可能与湖南省精神卫生资源不足加上"重治疗轻预防"思想，以及精神卫生机构对政府委托的公共卫生管理职能的消极应付行为等相关联。

四、县域精神卫生资源配置的空间差异较大

除县域精神卫生资源总量不足外，县域精神卫生资源的地理分布亦存严重的不均衡性。这种不均衡性具体表现在三个方面。

（一）县（市）间的不均衡

调查结果显示，县域精神卫生机构资源最多的是冷水江市，人口数从多到少排名第 69 位，地理面积从多到少排名第 85 位，但精神卫生服务网点数最多，达到 3 个。县域精神卫生人力资源、床位资源人口分布密度最高的是永顺县，地理分布密度最高的是冷水江市，但是这两个县市的精神卫生机构所面临的服务环境和服务压力存在显著区别，永顺县的湘西自治州精神病医院是地市级精神卫生机构，承担着湘西州的预防、治疗、康复、重性精神病管理、精神疾病司法鉴定和精神卫生工作，这可能是该院住院患者中的外地患者比例明显高于其他医院的主要原因，而且永顺县所在的湘西州所有县市（除州政府驻地吉首市外）中仅设此一家精神卫生机构，而冷水江市所在的娄底市县域精神卫生服务网点布点率为 100%。

---

① 王坤：《我国精神卫生专业机构经济运行研究》，博士学位论文，华中科技大学，2012 年，第 22 页。

② Toft T, Rosendal M, Ombol E, et al. Training General Practitioners in the Treatment of Functional Somatic Symptoms: Effects on Patient Health in a Cluster-randomized Controlled Trial (the Functional Illness in Primary Care Study). *Psychotherapy and Psychosomatics*, Vol.79, No.4, 2010. Ahola K, Virtanen M, Honkonen T, et al.Common Mental Disorders and Subsequent Work Disability: A Population-based Health 2000 Study.*Journal of Affective Disorders*, Vol.134, No.1-3, 2011.

（二）地（市）间的不均衡

精神卫生服务网点布点率最高是长沙市、常德市、益阳市、娄底市，均为100%，排在最后两位的是湘西州和怀化市，分别仅为14.29%和9.09%，即湘西州7个县市中仅有1个县有精神卫生机构，怀化市11个县市中仅有1个县有精神卫生机构。县域精神卫生人力资源占总数百分比最高的是常德市，达到14.5%，最低的是湘潭市，仅为1.38%。县域精神卫生床位资源占总数百分比最高的长沙市，达到15.05%，最低是张家界市，仅为1.56%。

（三）四大片区间的不均衡

占百分比最高的是环长株潭片区，该片区县域精神卫生机构数、人力资源数、床位数分别占总数的50%、48.80%、43.93%。县域精神卫生机构数占总数百分比最低的是湘西片区，仅为11.36%，人力资源数、床位数占总数百分比最低的为湘南片区，分别仅为7.44%、9.72%。湘南片区县域网点布点率高于湘西片区，但人力资源数、床位资源数低于湘西片区，是因为湘西片区有一家地市级精神卫生专科机构，说明精神卫生资源和服务的质量很重要，一些县市精神卫生机构还仅仅是布点而已，象征意义大于实际功能。

湖南省精神卫生资源空间配置的这种不均衡性，既可能与资源聚集效应结果有关，也可能与医疗服务市场化背景下精神卫生机构投资者过分追求经济利益而忽视社会效益有关。

五、县域精神卫生资源配置的人口公平性与地理公平性均较差

统计分析结果显示，湖南省县域精神卫生资源在人口配置和地理配置上的洛伦兹曲线与对角线偏差，充分说明湖南省县域精神卫生资源的人口公平性和地理公平性差。县域精神卫生机构数、医师数、护士数、其他人员数、床位数在人口配置上的基尼系数分别为0.555、0.664、0.622、0.637、0.617，地理配置上的基尼系数分别为0.614、0.693、0.664、0.692、0.654，均处于高度不公平状态。上述公平性结果产生的原因与县域精神卫生资源空间配置的不均衡性是密切关联的。

湖南省与全国范围的精神卫生资源的洛伦兹曲线和基尼系数统计分析结果相比较，存在一定的差异。全国范围的精神卫生医师数、护士数、医技数、人力总数、床位数在人口配置上的基尼系数分别为0.265、0.279、0.268、0.269、0.258，在地理配置上的基尼系数分别为0.719、0.720、0.718、0.718、0.709，即与湖南省精神卫生资源的人口配置和地理配置均不公平相比，全国范围精神卫生资源的人口配置处于比较平均状态，地理配置处于高度不公平状态。这种差异

产生的原因可能在于，湖南省是农业大省，每个县市的农村人口都比较多，精神卫生服务网点空白县市的人口数量多，地理面积大；而全国范围精神卫生服务网点空白地区（以中西部地区为主）人口特别稀少、面积特别广袤，使得湖南省与全国范围精神卫生资源统计分析中人口公平性和地理公平性出现差异。

六、县域精神卫生机构老年人服务利用程度低

根据湖南老龄网公布的第六次全国人口普查数据，湖南农村老龄化问题存在以下几个特征：一是农村老年人口数量大、比重高，全省有 60 岁以上农村老年人口大约 602.58 万人，占全省老年人口总数的 63.06%，其中 80 岁以上的高龄老人有 74.1 万人，占全省高龄老人总数的 65.65%。就全省而言，农村老龄化程度明显高于城镇，就全国而言，湖南农村老年人占全省老年人口比例高于全国农村老年人占全国老年人口总数比例 7 个百分点。二是空巢家庭比例高，2011 年全省农村老年家庭空巢率约为 50%，大约有一半农村家庭的老年人为空巢老人。三是失能半失能老年人口多，全省有超过 200 万老年人为失能半失能人口，其中农村老年人占 46% 左右。[①]

据统计，我国 60 岁及以上老年人在余年的 2/3 时间里处于带病状态，1/4 的时间处于机体功能受损状态，老年人消费的卫生资源是全部人口平均的 2～3 倍。这里仅以第六次全国人口普查中湖南省农村老年人口数据和现有文献报道的重性抑郁症、老年痴呆患病率为例，就能充分说明县域精神卫生服务资源的利用情况差。有调查显示，农村老年人重性抑郁障碍现患率为 6.8%[②]，农村老年痴呆患病率为 6.05%[③]，湖南省至少有超过 70 万农村老年人口为重性抑郁障碍和老年痴呆患者。然而，本研究调查的数据结果却显示，在县域精神卫生机构就诊的老年患者仅占患重性抑郁障碍和老年痴呆估算总人数的 0.59%，患病人数与就诊人数的差距十分悬殊。此外，农村卫生服务体系还处于初创阶段，农村老年人基础设施建设缓慢，农村老年人精神卫生服务还处于供需双低的困境。据预测，湖南省四大片区的精神障碍患病人数分别为：长株潭片区 28.20 万人左右，环长株潭片

---

① 陈毅华、李永胜：《湖南农村老年社会保障现状和对策研究》，湖南老龄网（http://hunanllw.mca.gov.cn/article/llyj/201403/20140300596455.shtml）。

② 胡宓：《社会联系、社会支持与农村老年人情绪问题相关研究》，博士学位论文，中南大学，2012 年，第Ⅲ页。

③ Jia J，Wang F，Wei C，et al.The Prevalence of Dementia in Urban and Rural Areas of China. Alzheimer's & Dementia. *The Journal of the Alzheimer's Association*，Vol.10，No.1，2014.

区 46.70 万人左右，湘南片区 10.24 万人左右，湘西片区 15.47 万人左右，但是据本研究对各片区精神卫生资源的利用情况调查结果显示，四大片区县域精神卫生机构老年就诊患者数分别仅有 2331 人、1180 人、101 人、550 人。这就说明湖南省老年精神精神卫生服务的供给与利用都比较低，对老年人特有的精神障碍及其服务需求研究均严重不足。

第七章　农村老年人精神卫生资源与服务利用的影响因素分析

第一节　分析对象

　　农村精神卫生资源及老年人精神卫生服务利用的影响因素分析的对象包括县域经济状况、县域地理特征、县域精神卫生制度、县域卫生资源四类数据。其中，县域经济状况分析数据来源于《湖南统计年鉴（2012）》，县域地理特征分析数据来源于各县市官方网站及百度地图搜索引擎，县域精神卫生制度分析数据来源于对各县市卫生局相关管理人员的调查数据，县域卫生资源数据来源于《湖南统计年鉴（2012）》，需求数据来源于对年龄≥60岁且在样本村连续居住一年以上老年人的调查。

第二节　研究方法

一、实地调查研究

　　采用自制《县市精神卫生制度调查问卷》对社会因素中的地方精神卫生制度进行调查，主要包括本县市是否有精神卫生领导组织、是否有精神卫生专职管理人员、是否有精神卫生相关政策文件、是否有精神卫生专门财政投入、是否有精神卫生人才培训计划、新型农村合作医疗的精神疾病住院补偿水平等指标。

二、文献调查研究

　　通过查阅统计年鉴、官方网站、文献资料等途径获取社会因素中经济、地理、一般卫生资源等方面的相关数据。社会因素数据调查主要包括地方经济水平、县域地理特征、县域一般卫生资源等数据。地方经济水平包括各县市生产总值、人均生产总值、农民人均纯收入等指标；县域地理特征包括本县市与省会城市距离、本县市与地市政府驻地城市距离、本县市地理面积等指标；县域一般卫生资源包括各县市卫生机构数、床位数、卫生技术人员数等指标。

三、相关性分析

采用相关性分析方法对影响农村精神卫生资源及老年人精神卫生服务利用的相关性因素进行重点探讨。农村老年人精神卫生资源包括各县市精神卫生机构的医护数、床位数、精神卫生机构总收入、财政补助收入、收支结余、老年就诊患者人数及比例 7 个指标。相关性因素包括地方经济水平、地方精神卫生制度、地理位置、卫生资源四类，其中地方经济水平包括各县市生产总值、人均生产总值、农民人均纯收入、地方财政收入与支出、人均地方财政收入与支出等 7 个指标；地方精神卫生制度包括本县市是否有精神卫生领导机构及专职管理人员、是否有专门的精神卫生制度、是否有专门的精神卫生财政投入政策、是否精神卫生人才培训计划、新农合医保补偿水平等 6 个指标；地理位置包括本县市与省会城市距离、与地级市政府驻地城市距离、地理面积等 3 个指标；卫生资源包括各县市卫生机构数、床位数、卫技人员数等 3 个指标。将上述指标的数据输入SPSS18.0 软件中，采用 Spearman 相关分析方法探讨农村精神卫生资源及老年人精神卫生服务利用与相关社会因素之间的关系。对农村精神卫生资源及老年人精神卫生服务利用与老年人精神健康服务需求的关系进行定性分析。

第三节　结果

一、精神卫生资源配置的相关因素分析

（一）县域经济状况分析

湖南省 2011 年底 86 个县市的地区生产总值为 111350.04 亿元，其中长沙县最高，达到 789.95 亿元（占 7.09%），古丈县最低，为 12.90 亿元（占0.12%），前者是后者的 61.24 倍。将地区生产总值从高到低排名后分成四段

（1—20 名为一段，21—40 名为二段，41—60 名为三段，61—86 名为四段，下同）进行比较分析，长株潭、环长株潭、湘南、湘西四大片区的县市分别主要分布在一段、二段、三段、四段（见表 7-1，图 7-1）。

湖南省 2011 年底 86 个县市的地方财政收入最高的为长沙县，达到 419527 万元，最低的是古丈县，仅为 7370 万元，前者是后者的 56.92 倍。将地方财政收入从高到低排名后分成四段进行比较分析，长株潭片区的县市主要集中在一段，环长株潭片区的县市主要集中在一段、二段，湘南片区的县市在前三段分布相对较均衡，第四段相对较多，湘西片区的县市主要分布在后两段，尤其是在第四段分布较多（见表 7-1，图 7-1）。

湖南省 2011 年底 86 个县市的地方财政支出最高的为长沙县，达到 600963 万元，最低的是韶山市，仅为 57154 万元，前者是后者的 10.51 倍。将地方财政支出从高到低排名后分成四段进行比较分析，长株潭片区的县市主要集中在一段，环长株潭片区的县市主要集中在一段、二段，湘南片区的县市在后两段中分布相对较多，湘西片区的县市主要分布在三段、四段，尤其是在第四段分布较多（见表 7-1，图 7-1）。

表 7-1　湖南省 2011 年底县域经济总量指标排名分段中四大片区所占县市个数（个）

经济指标	排名分段	长株潭	环长株潭	湘南	湘西
地区生产总值	1—20 名	7	9	3	1
	21—40 名	1	16	2	1
	41—60 名	1	3	5	11
	61—86 名	0	0	8	16
地方财政收入	1—20 名	7	8	4	1
	21—40 名	1	11	4	4
	41—60 名	2	6	3	9
	61—86 名	1	3	7	15
地方财政支出	1—20 名	7	9	3	1
	21—40 名	0	11	3	6
	41—60 名	1	6	5	8
	61—86 名	3	2	7	14

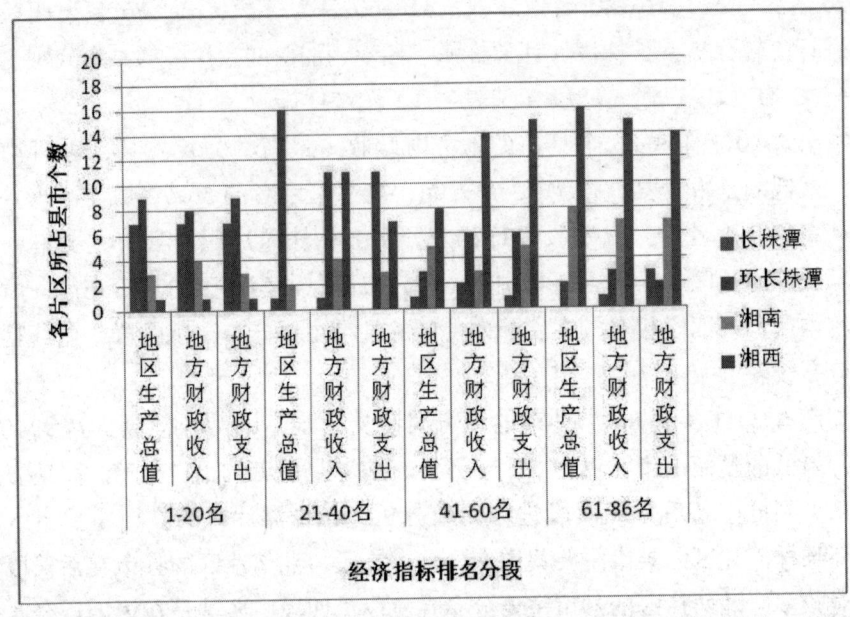

图 7-1 湖南省 2011 年底县域经济总量指标排名分段中各片区所占县市个数柱状图

湖南省 2011 年底 86 个县市的人均生产总值最高的为长沙县，达到 80356 元，最低的是桂东县，仅为 7601 元，前者是后者的 10.57 倍。将人均生产总值从高到低排名后分成四段进行比较分析，长株潭片区的县市主要集中在一段，环长株潭片区的县市主要集中在二段，湘南片区的县市分布相对较均衡，四个分段的县市数大致相近，湘西片区的县市主要分布在四段（见表 7-2，图 7-2）。

湖南省 2011 年底 86 个县市的农民人均纯收入最高的为长沙县，达到 14237 元，最低的是新田县，仅为 2458 元，前者是后者的 5.79 倍。将农民人均纯收入从高到低排名后分成四段进行比较分析，一段中长株潭、环长株潭的县市分别占 8 个和 9 个，二段中则以环长株潭的县市为主（13 个），湘南片区的县市主要集中在二段、四段，在这两个分段中分别占 6 个和 7 个，湘西片区的县市主要分布在三段、四段，在这两个分段中各占 14 个（见表 7-2，图 7-2）。

人均地方财政收入最高的是长沙县，达到 4251.82 元/人，最低的是隆回县，仅为 307.02 元/人，前者是后者的 13.85 倍。将人均地方财政收入从高到低排名后分成四段进行比较分析，长株潭片区的县市主要集中在一段，环长株潭片区的县市主要集中在四段，湘南片区的县市主要集中在前三段，尤其是分布在一段较多，湘西片区的县市以分布在后两段为主，尤其分布在第四段最多（见表 7-2，图 7-2）。

人均地方财政支出最高的是资兴市，达到 6725.90 元/人，最低的是隆回县，仅为 1911.30 元/人，前者是后者的 3.52 倍。将人均地方财政支出从高到低排名后分成四段进行比较分析，长株潭片区的县市分布在一、三段较多，环长株潭片区的县市以分布在三、四段为主，湘南片区的县市主要集中在前三段，尤其是分布在一段的较多，湘西片区的县市以分布在一、二、四段为主，尤其以分布在二段最多（见表 7-2，图 7-2）。

表 7-2 湖南省 2011 年底县域经济人均量指标排名分段中各片区所占县市个数（个）

经济指标	排名分段	长株潭	环长株潭	湘南	湘西
人均生产总值	1—20 名	7	8	4	1
	21—40 名	2	11	4	3
	41—60 名	2	7	4	7
	61—86 名	0	2	6	18
农民人均纯收入	1—20 名	8	9	2	1
	21—40 名	1	13	6	0
	41—60 名	1	2	3	14
	61—86 名	1	4	7	14
人均地方财政收入	1—20 名	8	4	6	2
	21—40 名	3	6	4	7
	41—60 名	0	6	5	9
	61—86 名	0	12	3	11
人均地方财政支出	1—20 名	4	2	7	7
	21—40 名	2	2	5	11
	41—60 名	4	8	5	3
	61—86 名	1	16	1	8

（二）县域地理特征分析

全省 86 个县市与省会城市距离按公里数分段看，9 个 100 公里以内的县市中长株潭片区占 8 个，16 个 100 公里—200 公里的县市中环长株潭片区占 14 个，23 个 200 公里—300 公里的县市中环长株潭片区占 13 个，20 个 300 公里—400 公里的县市中湘南片区和湘西片区分别占 11 个和 9 个，18 个 400 公里以上的县

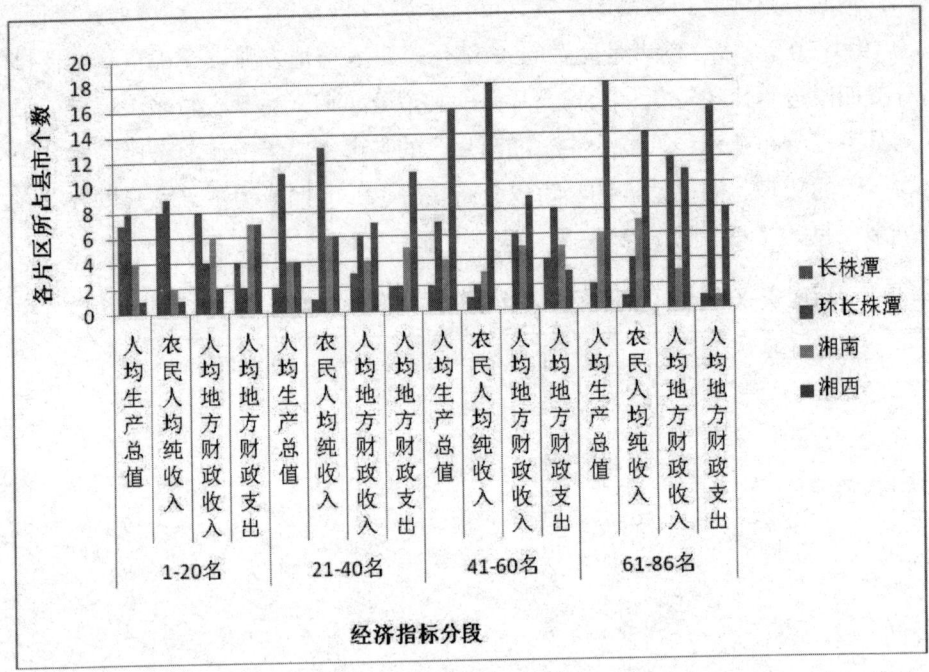

图7-2　湖南省2011年底县域经济人均量指标排名分段中各片区所占县市个数柱状图

市中湘南片区和湘西片区分别占3个和15个（见图7-3）。

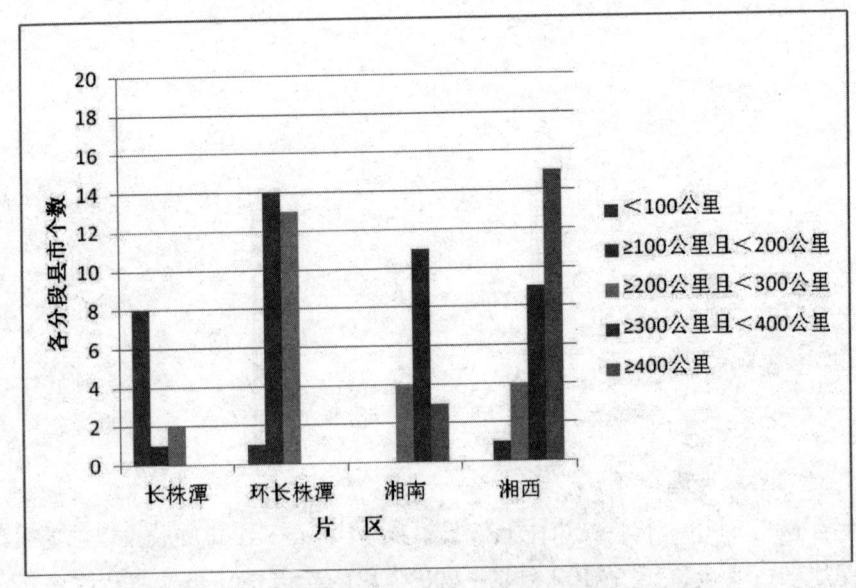

图7-3　县市与省会城市距离分段统计柱状图

与地市政府驻地城市距离按公里数分段看，长株潭片区和环长株潭片区的县市主要集中在 100 公里以内，湘南片区和湘西片区的县市主要集中在 100 公里以上（见图 7-4）。

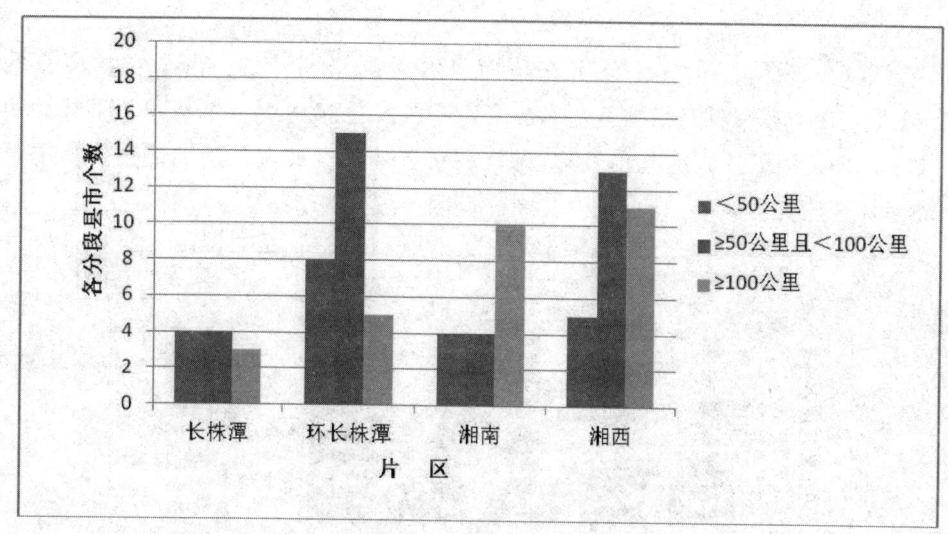

图 7-4　县市与地市政府驻地城市距离分段统计柱状图

全省县域地理面积约 19.09 万平方公里，按各县市地理面积数分段分析，面积最大的前 20 名县市中湘西片区占 10 个，地理面积最大的 20 个县市中精神卫生服务网点空白县市有 8 个。

（三）县域精神卫生制度分析

全省 86 个县市中 45 个县市有专门的精神卫生领导组织，占全省县市数的 52.33%，41 个县市没有专门的精神卫生领导组织，占 47.67%；有领导组织的县市中以环长株潭片区的县市最多，约占 52.33%；没有领导组织的县市中以湘西片区的县市最多，约占 53.66%（见图 7-5，图 7-6）。

全省 86 个县市中 39 个县市有精神卫生专职管理人员，占全省县市数的 45.35%，47 个县市没有精神卫生专职管理人员，占 54.65%；有专职管理人员的县市中以环长株潭片区的县市最多，约占 53.85%；没有专职管理人员的县市中以湘西片区的县市最多，约占 51.06%（见图 7-5，图 7-6）。

全省 86 个县市中 43 个县市有精神卫生相关文件，占全省县市数的 53.49%，43 个县市没有精神卫生相关文件，占 50%；有相关文件的县市中以环长株潭片区的县市最多，约占 53.49%；没有相关文件的县市中以湘西片区的县市最多，约占 60.47%（见图 7-5，图 7-6）。

全省86个县市中29个县市有精神卫生财政投入，占全省县市数的33.72%，57个县市没有精神卫生财政投入，占66.28%；有财政投入的县市中以环长株潭片区的县市最多，约占41.38%；没有财政投入的县市中以湘西片区的县市最多，约占42.11%（图7-5，图7-6）。

全省86个县市中56个县市有精神卫生人员培训计划，占全省县市数的65.12%，30个县市没有精神卫生人员培训计划，占34.88%；有人员培训计划的县市中以环长株潭片区的县市最多，约占39.29%；没有人员培训计划的县市中以湘西片区的县市最多，约占53.33%（见图7-5，图7-6）。

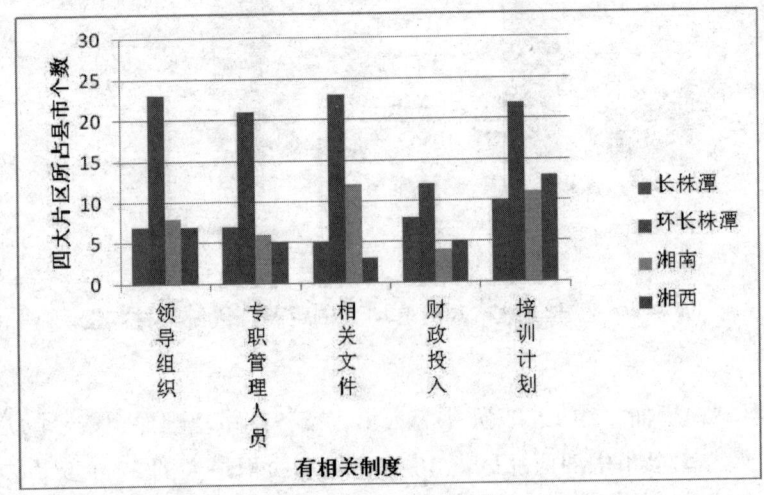

图7-5 有精神卫生相关制度的县市按四大片区统计柱状图

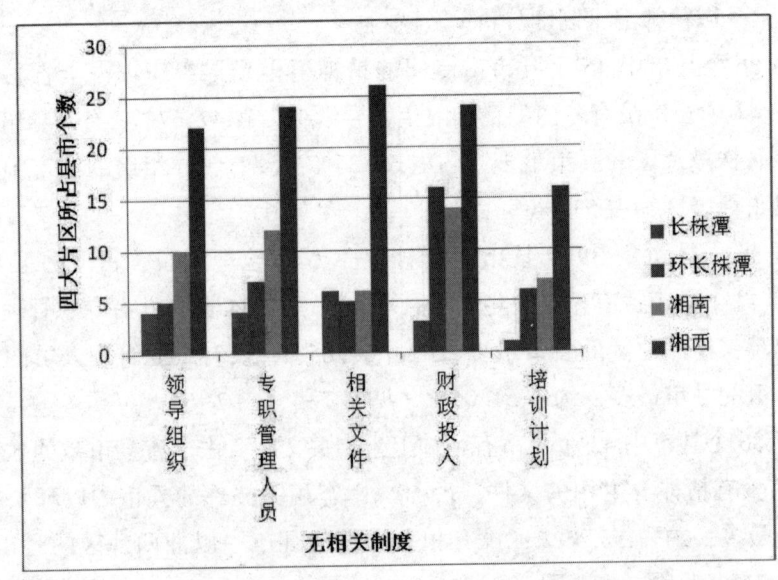

图7-6 无精神卫生相关制度的县市按四大片区统计柱状图

各县市新型农村合作医疗的补偿中，住院服务的补偿水平差异不大，大多能报销80%左右，最低为70%，最高为100%。门诊的补偿水平差异相对较大，47个县市不予报销门诊医疗费；16个县市按给定最高限额内予以报销，按年限额的最高为3600元/年，最低为500元/年，按月限额的最高为340元/月，最低为100元/月，按天限额的为110元/天；22个县市按比例给予报销门诊医药费，报销比例最高的县市为100%，报销比例最低为30%。

（四）县域卫生资源分析

全省86个县市共有卫生机构（包括医务室、卫生保健所、诊所，不含村卫生室）8258个，床位数150819张，卫生技术人员162461人。将各县市卫生资源数据按县市辖区内的人口和地理面积计算人口分布密度和地理分布密度，密度最高与最低的县市之间差距悬殊。选取每10万人口机构数、床位数、卫生技术人员数作为卫生资源的人口分布密度指标，选取每千平方公里机构数、床位数、卫生技术人员数作为卫生资源的地理分布密度指标，全省县域卫生资源人口分布密度约为每10万人口拥有16.36个卫生机构、298.82张床位、321.88名卫生技术人员；地理分布密度约为每千平方公里拥有43.26个卫生机构、790.06张床位、851.05名卫生技术人员。

分县市看，三项指标人口分布密度最高的分别是浏阳市每10万人口51.84个卫生机构，溆浦县每10万人口798.71张床位，冷水江市每10万人口655.20名卫生技术人员；最低的分别是新邵县每10万人口4.04个卫生机构，隆回县每10万人口169.13张床位，岳阳县每10万人口190.72名卫生技术人员。三项指标人口分布密度最高县市是最低县市的12.83倍、4.72倍、3.44倍。三项指标地理分布密度最高的均为冷水江市，达到每千平方公里266.51个卫生机构、4913.44张床位、4904.33名卫生技术人员；最低的分别是城步县每千平方公里7.18个卫生机构，双牌县每千平方公里225.01张床位，城步县每千平方公里250.85名卫生技术人员。三项指标地理分布密度最高县市是最低县市的37.12倍、21.84倍、19.55倍。

湖南省县域卫生机构、床位、卫生技术人员数在人口配置上的基尼系数分别为0.344、0.166、0.134，在地理配置上的基尼系数分别为0.393、0.269、0.298。图7-7为县域卫生资源按人口分布绘制的洛伦兹曲线，图7-8为县域卫生资源按地理分布绘制的洛伦兹曲线。基尼系数及洛伦兹曲线均显示县域卫生资源配置公平性尚可。

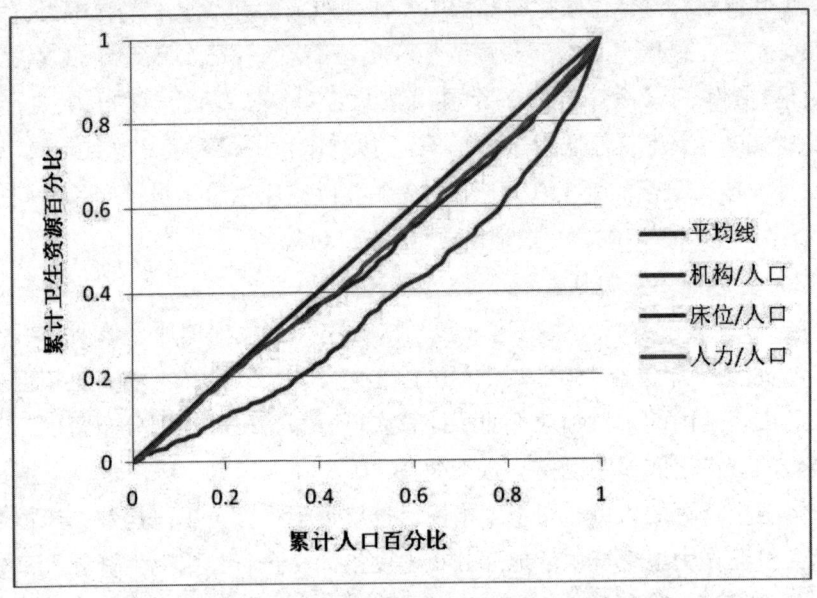

图7-7 各县市卫生资源按人口分布的洛伦兹曲线图

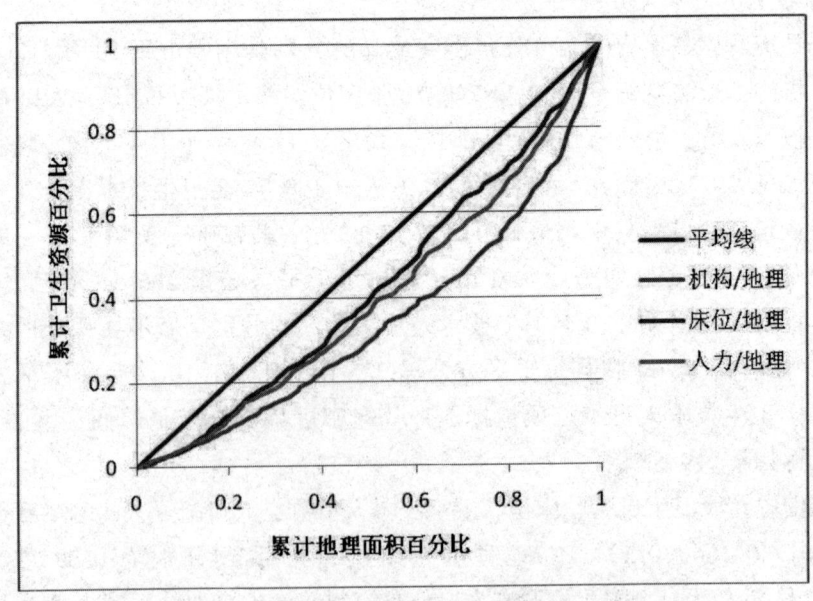

图7-8 各县市卫生资源按地理分布的洛伦兹曲线图

二、精神卫生资源配置与相关因素的关系

（一）精神卫生资源与县域经济状况的关系

Spearman 相关分析结果显示，县域精神卫生机构数与各县市地区生产总值、地方财政收入、地方财政支出相关（r 分别为 0.485、0.415、0.455，均 P<0.05）。县域精神卫生医护数与各县市地区生产总值、地方财政收入、地方财政支出相关（r 分别为 0.488、0.420、0.523，均 P<0.05）。县域精神卫生机构总收入与各县市地区生产总值、地方财政收入、地方财政支出相关（r 分别为 0.501、0.440、0.544，均 P<0.05）。县域精神卫生机构财政补助收入与各县市地区生产总值、地方财政收入、地方财政支出相关（r 分别为 0.422、0.429、0.508，均 P<0.05）。县域精神卫生机构收支结余与各县市地区生产总值、地方财政收入、地方财政支出相关（r 分别为 0.477、0.461、0.486，均 P<0.05）。县域精神卫生床位与各县市地区生产总值、地方财政收入、地方财政支出相关（r 分别为 0.484、0.429、0.529，均 P<0.05）。县域精神卫生机构老年就诊患者人数与各县市地区生产总值、地方财政支出相关（r 分别为 0.447、0.427，均 P<0.05）。县域精神卫生机构老年就诊患者占所有就诊患者人数比例与各县市地区生产总值、地方财政支出相关（r 分别为 0.469、0.439，均 P<0.05）。

县域精神卫生机构数、县域精神卫生医护数、县域精神卫生机构总收入、县域精神卫生机构财政补助收入、县域精神卫生机构收支结余、县域精神卫生床位与人均生产总值、农民人均纯收入无关。县域精神卫生机构老年就诊患者人数及其占所有就诊患者人数比例与人均生产总值、农民人均纯收入、地方财政收入无关。

（二）精神卫生资源与县域地理特征的关系

县域精神卫生医护数、总收入、财政补助收入与县市与省会城市距离相关（r 分别为-0.405、-0.406、-0.409，均 P<0.05）。

精神卫生机构数、收支结余、床位数、县域精神卫生机构老年就诊患者数及其占所有就诊患者人数比例与县市与省会城市距离无关。县域精神卫生机构数、医护数、总收入、财政补助收入、收支结余、床位数、老年就诊患者数及其占所有就诊患者人数比例与县市与地市政府驻地城市距离、地理面积无相关性。

（三）精神卫生资源与县域精神卫生制度的关系

县域精神卫生机构数与县市是否有精神卫生领导组织、是否有专职管理人员、是否有精神卫生相关人才培训有相关性（r 分别为 0.523、0.535、0.504，

均 P<0.05)。精神卫生医护数与县市是否有精神卫生领导组织、是否有专职管理人员、是否有精神卫生相关人才培训有相关性（r 分别为 0.514、0.564、0.535，均 P<0.05）。精神卫生机构总收入与县市是否有精神卫生领导组织、是否有专职管理人员、是否有精神卫生相关人才培训有相关性（r 分别为 0.558、0.613、0.567，均 P<0.05）。精神卫生财政补助收入与县市是否有精神卫生领导组织、是否有专职管理人员、是否有精神卫生相关人才培训有相关性（r 分别为 0.469、0.542、0.499，均 P<0.05）。精神卫生机构收支结余与县市是否有精神卫生领导组织、是否有专职管理人员、是否有精神卫生相关人才培训、新农合住院补偿水平有相关性（r 分别为 0.485、0.582、0.490、401，均 P<0.05）。精神卫生床位数与县市是否有精神卫生领导组织、是否有专职管理人员、是否有精神卫生相关人才培训有相关性（r 分别为 0.551、0.614、0.560，均 P<0.05）。精神卫生机构老年就诊患者人数与县市是否有精神卫生领导组织、是否有专职管理人员、是否有精神卫生相关人才培训有相关性（r 分别为 0.510、0.554、0.510，均 P<0.05）。精神卫生机构老年就诊患者占所有就诊患者比例与县市是否有精神卫生领导组织、是否有专职管理人员、是否有精神卫生相关人才培训有相关性（r 分别为 0.472、0.555、0.497，均 P<0.05）。

县域精神卫生机构数、医护数、总收入、财政补助收入、床位数、精神卫生机构老年就诊患者及其占所有就诊患者比例与县市是否有精神卫生相关文件、是否有精神卫生专门财政投入、新农合住院补偿水平无关。精神卫生机构收支结余与县市是否有精神卫生相关文件、是否有财政投入无关。

（四）精神卫生资源与县域卫生资源的关系

县域精神卫生机构数与县域卫生床位数、县域卫技人员数有相关性（r 分别为 0.434、0.489，均 P<0.05）。县域精神卫生医护数与县域卫生机构数、县域卫生床位数、县域卫技人员数有相关性（r 分别为 0.422、0.481、0.547，均 P<0.05）。县域精神卫生机构总收入与县域卫生机构数、县域卫生床位数、县域卫技人员数有相关性（r 分别为 0.469、0.514、0.564，均 P<0.05）。县域精神卫生机构财政补助收入与县域卫生机构数、县域卫生床位数、县域卫技人员数有相关性（r 分别为 0.434、0.469、0.497，均 P<0.05）。县域精神卫生机构收支结余与县域卫生机构数、县域卫生床位数、县域卫技人员数有相关性（r 分别为 0.409、0.454、0.489，均 P<0.05）。县域精神卫生床位数与县域卫生机构数、县域卫生床位数、县域卫技人员数有相关性（r 分别为 0.423、0.490、0.575，均 P<0.05）。县域精神卫生机构老年就诊患者人数与县域卫生机构数、县域卫生床位数、县域卫技人员数有相关性（r 分别为 0.440、0.416、0.460，均 P<

0.05）。县域精神卫生机构老年就诊患者占就诊患者总数比例与县域卫生机构数、县域卫生床位数、县域卫技人员数有相关性（r 分别为 0.426、0.426、0.454，均 P<0.05）。然而，尽管精神卫生资源与县域卫生资源中的大多数资源具有相关性，但长久以来被人们认为具有重要相关性的县域精神卫生机构数与县域卫生机构数却没有多大关联，甚至可以忽略不计。

（五）精神卫生资源与老年人精神健康服务需求的关系

在对老年人进行调查的时候发现存在知识溢出效应。知识溢出是不同主体之间进行直接或间接的互动和交流并发生无意识传播的过程[1]，知识溢出根据其途径可以将之分为以人为载体的知识溢出和以物为载体的知识溢出[2]。知识溢出包括以人为载体和以物为载体两种形式。知识溢出中以人为载体，比如精神科医生通常会在无形中实现知识扩散和传播，另外比如本村有精神障碍患者、被调查老年人有亲戚或朋友患精神障碍的，他们对精神疾病的关注相对较多一些，这也是一种以人为载体的精神卫生知识溢出。以物为载体的精神卫生知识溢出主要有精神卫生机构承担，本研究在调查中发现本县域内有精神卫生机构，特别是离精神卫生机构距离较近的老年人，对精神卫生知识知晓的情况相对较好。上述现象也说明了知识溢出是一种地方化现象，地理邻近性对知识溢出极为重要，这也从另一个侧面说明了精神卫生服务地理可及性不仅是从地理空间上为老年人提供利用精神卫生的方便，而且可能以知识溢出的形式发挥作用，比如增加精神卫生知识，更加关注精神健康，能够意识到自身精神健康服务需求的可能性也更大。

第四节　讨论

一、经济因素对精神卫生资源配置的影响

经济水平是精神卫生投入的基础。虽然我国政府的卫生支出增长速度低于财政支出的增长速度，占财政总支出的比重也呈下降趋势，但是随着我国经济发展

---

① 盛垒：《西方空间知识溢出研究进展探析与展望》，《外国经济与管理》2010 年第 10 期。

② 王丹、陈芳芳：《知识溢出的途径及对策分析》，《北方经济》2010 年第 2 期。

和国力增强，政府卫生支出的绝对数还是在逐年增长的。[①] 改革开放以来多次放权让利之后，我国财政收入占 GDP 的比重在下降，中央财政收入占全部财政收入的比重也在下降，削弱了中央对贫困地区在卫生资源上进行转移支付的能力[②]，加上卫生领域的分权改革和市场化改革，地方政府逐渐成为公共卫生支出的主体，据统计，我国地方财政承担了极大比例的卫生事业费。[③] 地方经济发展水平的空间差异导致地方财政对精神卫生的供给能力差异，各地精神卫生投入差异随着地方经济发展和地方财政能力差距的扩大而扩大，地方经济发展水平的差距直接转化为精神卫生资源配置上的不均衡。根据本研究中的 Spearman 相关分析结果，县域精神卫生机构数、县域精神卫生机构总收入、县域精神卫生机构财政补助收入、县域精神卫生机构收支结余、县域精神卫生床位与各县市地区生产总值、地方财政收入、地方财政支出具有相关性。长株潭片区、环长株潭片区的地区生产总值、地方财政收入与支出、人均生产总值、农民人均纯收入普遍比湘南片区、湘西片区高，相应的前两个片区的精神卫生资源配置水平相对也较高，后两个片区的精神卫生服务网点空白区比例非常高，精神卫生资源十分匮乏。

地方经济发展水平的空间差异会通过影响空间工资结构而主导人力资源流向。一般来说，越靠近市场规模大的地区的工资水平越高，市场规模越大，平均工资水平越高，在人力资源流动过程中越具有吸引力。Benham 等的研究发现，医生倾向于从经济回报相对较低的州迁往经济回报相对较高的州。[④] 伊兰伯格和史密斯认为，劳动者流动是要付出成本的，劳动者把这种自愿流动当成一种投资来看，即劳动者为了在今后一个相当长的时间内获得收益，而在早些时候承担这种投资的成本。[⑤] 人才在流动过程中首先要比较流动前后的经济收入，如果与流动相联系的收益现值超过了与之相联系的货币成本和心理成本的总和，劳动者流动就会发生，如更换工作、地理迁移等。我国东部地区的工资水平普遍高于中西部地区，精神卫生专业人员的收入差距也具有同样的特征，如吉林、浙江、四川、河南的省级精神卫生机构 2005 年员工平均工资分别为 20585 元、71633 元、

---

① 刘军民：《转轨过程中政府卫生投入与体制改革的评价及建议》，《当代经济》2005 年第 12 期。

② 崔岩：《中国医疗卫生的公共投入政策研究》，硕士学位论文，东北财经大学，2005 年，第 23 页。

③ 孙燕铭：《当前卫生资源配置状况及政府责任的思考》，《华东经济管理》2006 年第 6 期。

④ 黄成礼：《卫生人力分布的经济学分析》，《中国卫生经济》2010 年第 7 期。

⑤ 王东：《农村发达地区人才集聚问题研究》，硕士学位论文，中国海洋大学，2009 年，第 75 页。

14547 元、22380 元①，地区差距比较明显。不同地区的医护人员付出相同的智慧和劳动，待遇回报和生活境遇却相差较大，必然导致人力资源由不发达地区向发达地区的单向流动，形成精神卫生人力向发达地区集聚的趋势。事实上，现有精神科医护人员向发达地区的医院和综合性医院转移现象大量存在②，新的精神医学专业毕业生也多倾向于到经济发达地区就业。本研究中的 Spearman 相关分析结果显示，县域精神卫生人力资源数与各县市地区生产总值、地方财政收入、地方财政支出具有相关性。

地方经济发展水平的空间差异还能通过影响患者的支付能力而影响精神卫生机构的业务收入。根据我国精神卫生专业机构现行筹资结构，业务收入是关系到机构自我补偿能力的关键因素。2006 年上海、北京、天津三个直辖市的精神专科医院病床使用率分别是 111.2%、94.8%和114.1%，贵州、陕西、宁夏地区病床使用率分别只有 62.5%、58.0%和48.0%。上海、北京和天津三个直辖市的精神专科医院的出院者平均住院日分别是 213、178 和 121 天，其他省份则均少于 67 天，贵州甚至只有 25 天。③ 由此不难看出，经济水平和医疗保障水平较低的地区，精神卫生服务利用情况差，精神卫生专业机构的业务量也偏少，自我补偿能力弱。本研究中的 Spearman 相关分析结果显示，县域精神卫生机构老年就诊患者人数及其占所有就诊患者人数比例与各县市地区生产总值、地方财政支出具有相关性。

二、地理因素对精神卫生资源配置的影响

偏远地区大多属于经济欠发达地区，二者具有高度的伴随关系。越偏远的地区经济水平越低，精神卫生资源配置越少。从全国范围看，将各省精神卫生人力数、床位数的绝对数进行排名，排名前 8 省主要为东部省份，末 8 省主要为西部省份，以东部省份为主的人力资源、床位资源前 8 省总数占全国总数的一半左右，以西部省份为主的末 8 省总数占全国总数的 6%左右，精神卫生人力资源主要集中在东部地区，总体上呈现由东部向中西部递减的阶梯状分布特征，大面积

---

① 齐小秋（主编）：《精神卫生政策研究报告汇编》，人民卫生出版社 2008 年版，第 229 页。

② 肖友生：《加强实力建设，造就维护社会和谐的精神卫生人才队伍》，《中国民康医学》2011 年第 4 期。

③ 罗力、李伟、金春林等：《中国精神专科医院面临的住院服务压力和病人分流建议》，《中国卫生政策研究》2011 年第 9 期。

地市级床位空白区分布在广大的中西部地区。本研究中精神卫生资源空间配置分析结果同样表明，长株潭片区、环长株潭片区的精神卫生资源配置水平比湘南片区、湘西片区高，基本以省会城市为中心，向偏远地区递减。Spearman 相关分析结果显示，县域精神卫生医护数、总收入、财政补助收入与县市与省会城市距离呈负相关关系，即距离越远，资源数越少。

地理因素与交通是否便利密切相关，这也是精神卫生人力资源流动考虑的重要因素。龚幼龙等的研究结果显示，高级卫技人员的流动趋势是从农村流向城市，从贫困农村流向富裕农村，从乡镇卫生院和县医院流向市区级医院。[①] 这种流动不仅考虑经济因素，地理因素同样是其选择的关键，交通便利、生活方便的地区对精神卫生人才具有更大的吸引力，在精神卫生人力资源以市场配置方式为主的条件下，偏远地区、农村地区因经济水平低、交通不便等原因而明显处于人力配置的劣势地位。

三、制度因素对精神卫生资源配置的影响

本研究中的地方经济因素分析结果显示，四大片区的地区生产总值、地方财政收入与支出、人均生产总值、农民人均纯收入等指标排名大致具有相同的特征，即湘西片区排在最后一段的县市数最多，四大片区的经济指标差距相对也较大。但是人均地方财政支出则具有显著不同的特征，湘西片区的县市分布在一、二、四段，尤以第二段分布最多，而且四大片区的经济指标差距相对也较小。湘西片区人均地方财政支出较高，但是精神卫生服务网点布局一直未能得到有效改善，说明地方政府的投入观念很重要。有调查表明以制度形式明确的政府观念同样是影响政府向卫生领域投入的重要因素，同为上海的区县，政府卫生支出占地方财政支出比例最高的崇明县达到了 5.24%，最低的徐汇区只有 1.40%。[②] 在区域经济发展优势转化为精神卫生资源配置优势的过程中，有效的制度保障对精神卫生资源配置具有直接影响。本研究分析结果表明，县域精神卫生机构数、精神卫生医护数、精神卫生机构总收入、精神卫生财政补助收入、精神卫生机构收支结余、精神卫生床位数、精神卫生机构老年就诊患者数及其占所有就诊患者比例与县市是否有精神卫生领导组织、是否有专职管理人员、是否有精神卫生相关人才培训有相关性。

---

① 黄成礼：《卫生人力分布的经济学分析》，《中国卫生经济》2010 年第 7 期。
② 陈洋、詹国芳、张云婷等：《上海市 19 个区县精神卫生服务筹资状况调查》，《上海交通大学学报：医学版》2010 年第 8 期。

从需方保障来说，保险是主要的制度形式。调查发现从未接受过专业诊治的精神病患者经济困难是其主要的因素（84.4%）[1]，医保补偿水平对患者的支付能力甚为关键，并因此影响当地精神卫生行业的市场环境。我国东、中、西部共有31.6%的地区将精神疾病仅纳入门诊特殊病种进行补偿，2.5%的地区仅对住院报销有特殊规定，仅有3.8%的地区的特殊政策兼顾了门诊和住院。[2] 本研究中的 Spearman 相关分析结果显示，精神卫生机构收支结余与县市新农合住院补偿水平呈正相关，即新农合补偿水平越高，精神卫生机构收支结余越高。

四、县域卫生资源对精神卫生资源配置的影响

世界卫生组织于1981年提出"以社区为基地的康复（CBR）"方针（世界卫生组织，2004），还特别强调发展中国家要在初级卫生保健网之外专门建立一个精神卫生保健网是不可能的，因此必须"在初级卫生保健机构中治疗精神障碍"（WHO，2001）。我国农村社区精神卫生工作开始于20世纪50年代，1958年卫生部在南京召开的全国第一次精神病防治工作会议提出，农村与保健站结合，有计划地设立社区精神疾病防治所。[3] 农村地区建立于20世纪60年代的初级卫生保健机构培养了一大批初级卫生保健工作人员，为农村社区精神卫生工作的发展提供了依托的基础。20世纪70年代后期，精神疾病三级防治网已经逐步设立，许多地方对农村社区精神卫生服务模式进行了有益的探索，比较有代表性的有山东烟台、四川新津、浙江、吴江、东北、湖南浏阳等地，各地具体工作方式虽有不同，但都是以农村基层三级卫生保健网络为依托的。

我国农村三级卫生机构主要由县级医院、乡镇卫生院和村卫生室构成，是农村卫生服务体系中提供医疗预防服务的主体，几乎占有农村全部的卫生资源[4]，农村精神卫生服务体系就是以此为基础设立县、乡、村精神疾病三级防治网，在农村开展精神疾病防治康复工作，是农村居民精神健康保障的重要支柱。县域卫生资源是农村精神卫生资源配置的基础，尤其是新增精神卫生机构大都以在现有

---

① 毛文君、秦小荣、向云等：《成都市青羊区精神疾病患者社会保障情况对照研究》，《四川精神卫生》2008年第2期。

② 梁迪、王群、应晓华：《我国精神障碍医疗保险政策现状分析》，《中国卫生政策研究》2011年第7期。

③ 陈希希、肖水源：《我国农村社区精神疾病防治的发展现状及展望》，《实用预防医学》2004年第1期。

④ 黄明奎：《华东三省市农村卫生机构财务状况研究》，博士学位论文，复旦大学，2012年，第1页。

综合医院开设精神科为主要模式。本研究中的 Spearman 相关分析结果显示，县域精神卫生机构数与县域卫生床位数、县域卫技人员数有相关性。县域精神卫生医护数、县域精神卫生机构总收入、县域精神卫生机构财政补助收入、县域精神卫生机构收支结余、县域精神卫生床位数、县域精神卫生机构老年就诊患者及其占就诊患者总数比例与县域卫生机构数、县域卫生床位数、县域卫技人员数有相关性。县域精神卫生机构数与县域卫生机构数无关，可能是因为各县市精神卫生机构数以布点为主，大多数县市仅有 1 个网点，少数县市有 2 个网点，机构数量差异很小，所以在统计上会出现与县域卫生机构数无关的结果。

五、精神健康服务需求对精神卫生资源配置的影响

在精神卫生医疗机构的财政补偿普遍严重不足的大背景下，医疗药品收入是其维持发展的最重要因素，以本研究中的 33 家县域精神卫生专科机构为例，财政补助收入占总收入的比重仅为 13.85%，有 24 家机构的医疗收入占总收入比重达到 50% 以上，最高甚至达到 95.08%。因此居民精神卫生服务利用情况对医院自我补偿能力具有关键性作用，对精神卫生机构的可持续发展产生重要影响。但是精神健康问题具有特殊性，大多数老年精神障碍症状都缺乏单一而强有力的危险因素，比如患病率较高的老年痴呆，很容易被当成正常衰老而被忽略，因此农村老年人对精神健康服务的自评需求与精神卫生专科医生对他们精神健康服务需求的评定存在一定差距，有调查显示，医护人员与精神病患者及其家属关注的焦点存在显著差异。[1] 精神卫生知识匮乏，不了解精神卫生服务，对自身精神健康问题缺乏关注，结果就是正确选择就医方式的比例明显偏低，精神卫生机构容易因业务量少而发展困难。

此外，老年人个人及家庭经济水平、求医观念等都会通过影响精神卫生服务利用而影响精神卫生医疗机构自我补偿能力，进而影响精神卫生资源配置。在医保水平尚低的条件下，个人及家庭的经济基础是居民应付疾病的重要保障，经济收入偏低在很大程度上制约着精神病患者的求医态度和就诊行为。浙江省一份调查显示，精神障碍患者及其家庭是社会的极低收入和弱势群体，其人均年收入远

---

① Sung SC, Hixson A, Yorker BC.Predis Charge Psychoeducational Needs in Taiwan: Comparisons of Psychiatricpatients, Relatives, and Professionals. *Issues in Mental Health Nursing*, Vol.25, No.6, 2004.

低于当地平均水平，年医疗费用支出占患者收入的一半以上。[1] 有91%的家属认为家庭经济受到了影响，64%—83.5%的照料者认为患者对家庭各方面经济影响的程度至少超过中度以上[2]，60.5%的患者家属表示无法承受由此带来的巨大经济压力[3]。绝大多数的精神分裂症患者家庭收入水平低于当地人均水平，从未接受专科治疗和从未接受精神康复治疗的患者，主要归因排在首位的均为经济困难，贫困与精神疾病相互交织，使患者陷于"疾病—贫困—无力医治—更加贫困—病情加重"的恶性循环之中。[4] 各地区老年人对精神卫生的态度、关注度、利用倾向都不同，各地精神卫生机构面临的服务环境千差万别，业务量过少的精神卫生机构，其自我补偿能力也必然较低，发展十分困难。

---

① 王顺铨、高天来、陈正平等：《浙江省绍兴地区精神疾病患者及家庭经济现状调查分析》，《中国康复理论与实践》2006年第1期。

② 陈圣祺：《住院精神分裂症医保患者医疗费用负担调查分析》，《职业与健康》2001年第1期。

③ 张红彩、李峥：《精神分裂症患者家庭负担的研究进展》，《中华护理杂志》2009年第8期。

④ 张启文：《农村社区精神分裂症患者精神卫生服务利用及其影响因素研究》，博士学位论文，中南大学，2008年，第117页。

第八章　农村老年人精神卫生资源及服务需求与利用的问题梳理和对策建议

第一节　农村老年人精神健康服务需求存在的问题

一、农村老年人对精神健康服务需求的主观判断能力较弱

从理论上来说，人们作为精神健康主体具有尽早感知健康状况的先天优势，但是在有些条件下这种先天优势常常难以真正实现。我国农村老年人受教育水平普遍较低，主动获取精神卫生知识的意识和能力都较弱，许多农村尤其是偏远农村地区的老年人获取精神卫生知识的机会和途径十分有限，而且随着越来越多的青壮年外出务工，留守问题日趋严重，农村地区普遍缺乏年轻人帮助老年人带来新思想和新知识。因此，农村老年人对精神健康问题普遍存在有病不知的情况，他们对自身精神健康状况的判断能力十分有限，许多老年精神障碍患者及其家属不知道有病，大都当成正常衰老顺其自然。多项调查显示，精神疾病患者不主动寻求精神卫生服务的原因首先是不了解精神卫生服务，其次是认为不是病，这两个因素均与人们的精神卫生知识知晓程度和对精神健康及需求的判断能力密切相关。农村老年人更加重视躯体健康，普遍忽视精神健康，他们在不同精神健康水平下对自己是否需要、需要何种、如何寻求精神健康服务的判断能力较差，有些甚至完全没有精神健康的概念，因此农村老年人群中普遍都对精神健康判断能力和主动寻求精神健康服务的意识都很弱。

二、农村老年人对精神健康服务需求的满足能力不足

我国目前没有专门针对精神疾病患者的险种，农村老年人精神卫生服务补偿的政策依据主要是新农合政策。近年来随着新农合政策的推行，农村老年人利用卫生服务

的能力有所改善，但新农合的顶层设计还未完善，各个统筹地区报销起付线、封顶线、报销比例、报销项目等差异较大。本研究中的各县市新农合补偿水平调查结果也表明地区差异显著，再加上供方诱导需求、医药费价格虚高等原因，新农合对老年人的实际帮助功能仍然比较有限。在医保补偿水平普遍不足的情况下，家庭经济收入水平就是影响老年人精神健康服务利用能力的关键因素。第六次全国人口普查数据显示，湖南省农村老年人生活来源 52.35% 依靠家庭成员，38.77% 依靠自己的劳动收入。我国农村老年人在年轻时正是经济水平普遍较低、工农产品交易剪刀差时代，劳动所得仅能维持生活，很难留下积蓄，年老时子女大多依靠外出务工谋生，家庭收入水平普遍较低，农村许多老年人只要能劳动的大都会依靠自己的劳动收入生活。迫于生存压力，农村老年人及其家庭无暇顾及精神健康问题，也缺乏足够的经济支付能力，他们对精神健康服务需求的满足能力严重不足。

三、农村老年人的精神健康服务潜在需求较大

湖南省农村老年人口基数大，增长速度快，影响精神健康的因素多，比如空巢家庭比例高，失能半失能老年人口多，多项调查数据表明，这一人群的精神障碍患病率高，因此多种因素综合作用的结果必然导致需要利用精神卫生服务的农村老年人很多。但我国各年龄段人群的精神障碍患病率与治疗率之间均存在巨大的鸿沟，农村老年人的精神卫生服务利用率尤其低，与城市同龄人、农村年轻人相比，他们均处于最低水平，患病率与治疗率之间的差距更显著。因此，我国农村老年人对精神健康服务的潜在需求较大，精神健康权利保障普遍不足，政府有必要利用公权力承担责任，将之纳入公共卫生服务范围，为释放潜在需求创造条件，促进农村老年人精神卫生服务的供需平衡和良性发展。

第二节　农村老年人精神卫生资源及服务利用存在的问题

一、精神卫生资源空白区域较多

当前精神卫生服务网点布局的突出特点是分布不均衡，空白区较多。以县域为单位看，全国范围和湖南省内精神卫生服务机构分布类似，均有近二分之一的县没有任何精神卫生专业机构，湖南省 86 个县市中有 42 个网点空白县市，常住

人口约 1894.3 万人，地理面积约为 8.13 万平方公里，即约 37.53% 的县域人口在本县市找不到精神卫生服务网点，42.58% 的县域面积为精神卫生服务网点空白区。以地市为单位看，全国有 37 个地市没有精神卫生机构。

经济水平低、地理位置偏远地区的空白区域更多是另一个特点。本研究统计数据显示，县域精神卫生服务网点布局与地方经济发展水平、地理位置存在一定的正向关系，地方经济水平越低、地理位置越偏远的地区，精神卫生资源越匮乏，空白县市数量越多。全国范围内 1/3 的国土面积 4190 万人口在所在地市找不到精神卫生服务人员。这些没有精神卫生机构的地市主要集中在中西部地区，湖南省内长株潭、环长株潭、湘南、湘西四大片区的县域网点布点率分别为72.73%、78.57%、50.00%、17.24%，大致呈递减特征，空白县市也以偏远的湘西片区为最多。

二、精神卫生资源总量不足

我国对包括卫生、公安、民政等部门精神卫生服务机构在内的总拨款仅占卫生财政拨款的 3.1%[1]，这与占疾病总负担 20%~25% 形成巨大反差[2]。财政投入的巨大缺口和医院自我补偿能力的严重不足必然导致精神卫生整个行业的发展困境，我国精神卫生资源总量长期处于低水平状态，人力资源匮乏，每 10 万人口仅有精神科医师 1.5 人、精神科护士 2.4 人，远低于 4.15 人和 12.97 人的世界平均水平[3]；床位资源严重不足，精神科床位 15.8 张/10 万人，远低于 43.6 张/10万人的世界平均水平[4]。

湖南省 86 个县市中仅有 44 个县市有精神卫生服务网点，近一半的县市没有网点。精神卫生机构资源仅为每万人 0.016 个和每万平方公里 4.74 个服务网点，人力资源仅为医师每 10 万人 1.56 人和每千平方公里 4.13 人、护理人员每 10 万人 1.70 人和每千平方公里 4.49 人、其他人员每 10 万人 1.67 人和每千平方公里4.39 人、床位资源每 10 万人 10.83 张和每千平方公里 28.64 张，精神卫生专科

---

① 刘飞跃、肖水源、曾望军：《论政府在精神卫生服务体系建设中的责任边界》，《湖南师范大学社会科学学报》2012 年第 1 期。

② 接雅俐、汤先忻：《谈我国精神卫生工作中亟待解决的几个问题》，《江苏卫生事业管理》2006 年第 1 期。

③ 卫生部：《我国重性精神病防治面临四大挑战》，新华网（http://news.xinhuanet.com/society/2011-08/16/c_ 121868141.htm）。

④ 马宁、严俊、马弘等：《2010 年中国精神卫生机构和床位资源现状分析》，《中国心理卫生杂志》2012 年第 12 期。

机构财政补助收入占总收入比重仅为 13.85%。湖南省县域精神卫生资源的人口分布密度和地理分布密度与全国平均水平相比存在一定差距，与世界平均水平相比，则存在更大差距。

三、精神卫生资源配置公平性较差

从本研究中的洛伦兹曲线和基尼系数分析结果看，湖南省农村老年人精神卫生资源（包括机构、人力、床位）配置处于高度不公平状态。这一结果与全国精神卫生资源配置公平性比较存在一些区别，即全国精神卫生资源配置的人口公平性尚可，地理公平性较差，湖南省精神卫生资源配置的人口公平性和地理公平性都较差，这一差异可能是源于全国范围内西部地区大片地广人稀之地造成了上述全国性统计结果。湖南省精神卫生资源配置的人口公平性和地理公平性都较差也说明了要更加重视偏远地区空白区布点的重要性，因为与西部地区相比，作为中部地区的湖南省内空白区不仅地理面积大，而且涉及人口也很多。

四、精神卫生服务可及性较差

农村老年人精神卫生服务可及性较差主要表现在三个方面：一是县乡村三级精神卫生防护网络不健全导致的地理可及性差；二是医疗保障体系不完善、农村经济水平普遍较低导致的经济可及性差；三是精神卫生知识普遍匮乏、社会歧视比较严重导致的社会心理可及性差。尤其是地理可及性会同时影响经济可及性和社会心理可及性，目前没有精神卫生服务网点的县市还比较多，有服务网点的县市也还没有真正形成三级防护网，乡村两级基本上还未能发挥作用。整体而言农村尤其是偏远地区农村的精神卫生资源匮乏，老年人在寻求精神卫生服务的过程中因为要到更远的地方或大城市才能获得服务，因此要付出更多的交通、住宿、医疗等经济成本，较差的地理可及性导致了更差的经济可及性。因精神卫生资源匮乏，服务内容仍然只能以院内重性患者治疗为主，很少开展精神健康预防和康复服务，知识普及和就医社会环境改善工作乏力，因此较差的地理可及性也导致了更差的社会心理可及性。

五、精神卫生服务缺乏功能分化

我国精神卫生资源总量不足使得服务覆盖面极窄，服务对象基本上只关注重性精神病患者，服务内容以治疗为主，服务地点基本上是医院内，总体而言服务范围不足精神卫生工作的1%。^① 我国精神卫生资源匮乏使得服务功能无法细化，很少有机构开设专门的老年精神专科服务。根据全国第六次人口普查数据显示，湖南省老年人口及高龄老人增速快，过去10年，全省农村老年人口数增长了约34%，增长幅度是农村总人口增幅的9倍多，农村高龄老人的增长速度是低龄老人的3.7倍以上；未来10年，全省农村老年人口年增长率将超过5%，农村高龄老人年均增长率将超过6.5%。^② 老年人一方面随着老龄化程度的提高，老年期慢性躯体疾病导致的老年性精神障碍发病率和患病率会大幅度增加^③；另一方面老年人生理和心理功能的下降会严重影响老年人个人和社会生活，保障老年人的基本生活质量及维护老年人的心理健康和个人尊严的任务会逐渐加重，因此农村老年人精神卫生服务的潜在需求将会越来越大，但是目前的精神卫生资源可承载的服务量与潜在需求存在巨大缺口。本研究数据显示，湖南省县域精神卫生机构老年就诊患者占就诊患者总数的16.12%，比20世纪其他省份的调查数据中的老年就诊患者比例相比有较大提高，但与许多发达国家1/3到一半的比例相比，差距还比较大。

第三节　促进农村老年人精神卫生资源均等化配置及服务利用的对策建议

一、坚持中央政府的顶层设计主导地位

（一）加强制度建设，实现全国一致性的制度保障

完善的制度建设是精神卫生服务体系长期稳定发展的最有力保障，尤其是对于各个领域地区差异都很大的我国而言，全国性法律制度建设对于促进各地精神卫生事业共同发展具有重大意义。有专家指出，政府观念在精神卫生工作中的作

---

① 于德华、张明园：《我国综合性医院精神卫生服务的现状及对策》，《上海精神医学》2002年增刊。

② 陈毅华、李永胜：《湖南农村老年社会保障现状和对策研究》，湖南老龄网（http://hunanllw.mca.gov.cn/article/llyj/201403/20140300596455.shtml）。

③ 肖水源：《我国精神卫生服务面临的重要挑战》，《中国心理卫生杂志》2009年第12期。

用是第一位的。"政府重视"通常是通过制定法律、政策等加以明确和固化才能发挥实际作用。在接受世界卫生组织调查的 160 个成员国中，已有 3/4 以上的国家制定了精神卫生法。① 近年来我国一直在推动精神卫生制度建设，如《全国精神卫生工作体系发展指导纲要》、《中国精神卫生工作规划》等，尤其是已于 2013 年 5 月开始实施的《中华人民共和国精神卫生法》，更是为全国范围内的精神卫生工作提供了一致的法律保障。但对相关文件进行文本分析时发现，许多文件的建议性、指导性过多，强制性不够，比如《中国精神卫生工作规划》中规定，"有条件的地方要开设老年心理咨询热线或心理咨询服务"。而且我国还没有专门的精神卫生财政投入政策，中央财政卫生投入责任硬约束的缺失导致精神卫生在卫生投入中占有的份额会具有很大的不确定性。无论是法律制度、工作规划，还是财政投入、医疗保险等，都有一个共同的特征，那就是政策弹性过大，其执行结果受地方政府影响较大，容易造成政策失真，成为造成精神卫生资源配置地区差距过大的制度根源，有违公共卫生的"普遍性"原则。因此，中央政府在农村精神卫生资源配置中应该围绕缩小地区差异而努力。一是加大全国性政策执行的约束力，通过法律制度将农村老年人精神健康问题纳入公共卫生框架中，以确立精神卫生在行政体制内的应有地位，为精神卫生资源配置提供全国一致的法律制度保障。二是制定专门的精神卫生财政投入政策，以保证精神卫生在财政资源分配中的法定话语权，确保精神卫生财政投入的稳定性和持续性。

（二）坚持城乡统筹的精神卫生服务筹资政策，有效控制地区差异

从理论而言，因地方经济发展差异导致的精神卫生投入差距可以通过高一级公共财政分配获得平衡。但是，我国精神卫生服务领域中对供方和需方的补偿均存在巨大的地区差距。在供方补偿中，对于公立医疗机构的投入是采用按历史预算分配方式，预算金额主要取决于现有床位数和医务人员数，当前医疗资源尤其是医生主要集中在富裕地区，富裕地区因而得到的预算更多②，而且在利用中央转移支付方式填补地方政府收支缺口时，仍然主要按来源地原则返还地方政府。在需方补偿中，存在以户籍制度为分割依据的城镇居民医保和新农合的区别，二者在筹资标准、给付比例、报销方式等方面存在差异。上述政策都不利于精神卫生资源地区之间、城乡之间的差距缩小。要改变多年来一直未能改善的精神卫生资源空间不均衡问题，必须坚持城乡统筹的精神卫生服务筹资政策，充分发挥高一级财政投入政策对地区差距的有效控制。一是中央政府应承担更多的财政投入

---

① 张大宁：《加快精神卫生立法，促进社会和谐发展》，《前进论坛》2010 年第 12 期。
② 张倩、应晓华、王群：《对中泰两国政府卫生投入差异的思考》，《中国卫生资源》2011 年第 2 期。

责任，各地区经济发展差异本来就很大，精神卫生财政投入责任的过度下移政策只是为经济发达地区提供了政策依据，经济欠发达地区只能望文兴叹，客观上造成了精神卫生投入的政策失真，因此中央财政应该加快设计完善的财政转移支付体系，为缩小精神卫生资源地区差距发挥更大的作用。二是在今后一段时间内应承担起损益补偿责任，即在前一时期内因制度、经济等原因导致精神卫生资源配置的地区差距过大，为平衡协调利益关系，保障所有公民的精神健康权，在今后一个时间段内通过倾斜性政策或措施给尚未达到精神卫生资源最低配置标准的地区以补偿性投入。着力研究转移支付制度，促进地区间平衡，尤其要加大对精神卫生资源匮乏地区的补偿性投入，尽快实现所有地区精神卫生服务资源的基本配置，保证所有地区精神卫生服务的底线公平。三是建立城乡一体的精神卫生医疗保险制度，为所有地区的老年精神疾病患者提供医疗保险，比如国家可通过调整对各省新农合统筹部分的补助资金比例来进行宏观调控，缩小不同地区之间的精神疾病医疗保险待遇差距。避免因精神卫生政策将地区经济发展差距进一步扩大，规避因地区经济发展不平衡造成精神卫生服务差距的制度瑕疵。

（三）推动精神卫生人才队伍建设

我国一直存在精神卫生人才匮乏的事实。一方面精神卫生人力资源总数不足，且流失严重。据调查，北京某精神专科医院在 2001 年至 2004 年间有 30 名医生流失，占医生总数的 1/5；另一所精神专科医院在 1996 年至 2005 年间有专业人才 112 人流失，占总数的 15%。[①] 另一方面精神医学专业招生困难，人才培养工作还未跟上需求发展的脚步。一项医学生对精神医学态度的调查结果显示，27.1% 的医学生认同很多医学生是因不能从事其他医学专业而被迫选择精神科的说法，40.5% 的医学生认同其家庭会阻止其做精神科医师的说法，31.9% 的医学生认同朋友和同学会阻止其做精神科医师的说法，30.3% 的医学生认同如一个学生对精神科感兴趣，他会被认为是奇怪的和神经质的说法，19.6% 的医学生认同和精神病患者接触会感到不舒服，54.7% 的医学生认同尽管其对精神科感兴趣，但其学校没有努力鼓励其从事精神科的说法。[②] 这样的调查结果说明，精神医学专业严重缺乏吸引力，学校也没有做出更多的努力。此外，综合医院医生对精神障碍识别率低，心理健康工作者稀少，农村精神疾病防护网还远未真正建立起来，能够在农村基层承担精神障碍识别和转诊职责的乡村两级卫生服务人员还极少。

---

① 李木元、黄萱、李秀华：《精神卫生人才亟待"扩编"》，《人民政协报》2010 年 3 月 12 日。

② 王绪轶、向小军、郝伟等：《医学生对精神医学态度的调查》，《中南大学学报（医学版）》2011 年第 9 期。

人力资源是所有资源中最具活力的资源，充足的精神卫生专业人才是精神卫生服务体系长效运行的可靠保证。目前我国精神卫生专业人员总量过少，而且普遍存在学历偏低、医学训练不足的问题。因此，建立完善的精神卫生人才队伍建设体系是当务之急。世界卫生组织于 1981 年提出"以社区为基地的康复（CBR）"方针，还特别强调发展中国家要在初级卫生保健网之外专门建立一个精神卫生保健网是不可能的，因此必须"在初级卫生保健机构中治疗精神障碍"。综合考虑上述多种因素，我国农村地区精神卫生人才队伍建设必须通过政策引导，着重从稳定和扩大精神卫生专业人才队伍、健全县乡村三级精防网开展。一是针对精神科医护人员面临的工作累、风险高、待遇低、受歧视等问题，通过提高精神卫生工作者待遇、完善保险体系、改善从医社会环境等措施增强精神卫生领域的吸引力，稳定和扩充专业人才队伍。[1] 二是大力培养人才，包括加大精神医学专业人才培养力度，如扩大精神医学专业招生规模，探索更科学的培养模式等；加强全科医生的精神医学教育工作，为综合医院识别和简单处理精神障碍患者创造人力条件；推动现有县乡村三级精防网人员继续教育的力度，尤其是乡村两级具有前哨作用的农村精神健康守护者。

二、坚持地方政府的政策执行主体地位

（一）加强地方精神卫生组织建设，保证精神卫生在地方发展中的话语权

加强各级精神卫生组织建设，是全面推动我国精神卫生事业充分发展的重要因素。我国精神卫生直到 2004 年才进入国家公共卫生改革行列，到 2007 年才在卫生部疾病预防控制局设立精神卫生处，到目前为止仍然有许多地区没有专门的精神卫生领导机构。这些制度性忽略致使精神卫生在行政体制内缺乏话语权，与那些已经占据大部分市场份额的医疗科室相比，精神卫生与政府的谈判能力明显不足，必然难以获得公平的财政投入比例。用一所精神病专科医院与同等规模的综合类医院比较，政府对两者实行相同的管理机制，对前者的投入只是后者的1/5。[2] 因此，大力推动各级精神卫生组织建设，尤其是地方精神卫生组织建设，才能给予精神卫生以合理地位，为农村精神卫生事业发展提供组织保障。

有调查表明政府观念在精神卫生工作中的作用至关重要。一般来说，经济实力较强的地区对医疗卫生的投入总量也较多，但有调查表明经济能力并不是影响

---

① 肖友生：《加强实力建设，造就维护社会和谐的精神卫生人才队伍》，《中国民康医学》2011 年第 4 期。

② 耿岚：《精神卫生人才现状与开发对策》，《中国医院》2007 年第 3 期。

政府向卫生领域投入的唯一因素，政府是否支持是影响政府向卫生领域投入的一大重要因素，在人均政府卫生支出方面，上海市最高的松江区为750.91元，最低的徐汇区仅为127.76元，前者是后者的6倍。① 我国对精神卫生工作的观念和认识仍然普遍滞后，从政府官员到社会公众，普遍存在对精神健康问题的片面认识，认为精神疾病是一种很难治或不可康复的疾病，认为精神疾病只是在富裕国家才是重要的和急需政府解决的。② 唯GDP的政绩观使得地方政府对稀缺的地方财政资源进行分配时必然会考虑财政投入的效益，精神卫生投入因其很难在短时间内显现成效而成为边缘领域，精神卫生投入观念的落后则加剧了这种弱势困境，因而精神卫生在地方财政资源分配中很难获得公平份额。必须通过精神卫生知识普及改变精神卫生的社会环境，改变当前地方政府唯GDP的政绩观，将精神卫生工作纳入地方绩效评估，树立正确的精神卫生投入观念。

（二）推动地区经济发展，普遍增强地方财政政策执行能力

地方经济水平会通过影响地方财政能力而影响其精神卫生投入能力，进而影响精神卫生资源配置。国外有学者通过对疾病经济负担的测算后建议，中低收入国家对于精神卫生服务的资金投入量为每人每年3美元~4美元，约合人民币24元~32元（以2007年汇率计算），但调查结果发现我国经济发达地区上海也仅有松江区的人均精神卫生经费投入达到该标准。③ 经济欠发达地区的投入远远低于这个标准，四川财政拨付给精神卫生机构的资金仅能用于解决离退休人员退休金及收治"三无"患者的欠费。④ 地方政府对精神卫生事业发展的政策落实情况具有巨大的地区差异，比如天津和甘肃人均政府卫生投入相差2.5倍。⑤ 经济欠发达地区的卫生投入经费落实情况不容乐观，如山西省2009—2011年中央专项资金落实到位率依次仅为35.83%、54.22%、36.25%。⑥ 精神卫生资源配置与地方经济发展水平存在一定的正向关系，许多疾病负担较重、卫生资源积累少的贫

---

① 陈洋、詹国芳、张云婷等：《上海市19个区县精神卫生服务筹资状况调查》，《上海交通大学学报：医学版》2010年第8期。

② 张少觐、张广岐、王建国等：《上海市社区精神卫生服务投入调查》，《临床精神医学杂志》2007年第3期。

③ 黄宣银、王荣科、向虎等：《四川省精神卫生服务机构现况调查》，《四川精神卫生》2009年第2期。

④ 陈洋、詹国芳、张云婷等：《上海市19个区县精神卫生服务筹资状况调查》，《上海交通大学学报（医学版）》2010年第8期。

⑤ 孟庆跃：《政府卫生投入分析和政策建议》，《中国卫生政策研究》2008年第1期。

⑥ 张云霞、李梅、苑静等：《山西省政府卫生投入资金拨付过程分析：以中央专项资金为例》，《中国卫生经济》2013年第11期。

困地区的财政本来就入不敷出，根本无力履行卫生投入职责。因此，应全面推动地区经济发展，增强地方政府的造血功能，为促进精神卫生资源均等化配置提供经济基础。还应遵循分级负担投入原则，科学界定各级政府间的医疗卫生事权，合理划分中央政府和地方政府的医疗卫生投入责任，形成财力与事权相匹配的政府间分级负担卫生投入机制①，精神卫生相关政策应该对地方政府投入行为增加约束力，强化地方政府的政策落实责任。

三、坚持精神卫生机构的服务主体地位

（一）加大对精神卫生机构的扶持力度，促进机构可持续发展

精神卫生医疗机构的补偿严重不足几乎是全国的普遍性问题，尤其是落后偏远地区精神卫生服务处于供给与需求双低的困境。思想是行动的先导，理念是实践的指南，转变精神卫生资源配置观念，加大对农村精神卫生机构的投入力度尤为重要。传统卫生资源配置重经济利益轻社会价值、精神卫生服务资源配置重城市轻农村的观念导致农村精神卫生机构发展困难，对农村老年人精神健康权利保障极为不利，使得农村老年人精神卫生知识知晓情况糟糕，精神障碍发病率和患病率之间差异巨大。一些地区精神卫生资源配置本来就低，但又因居民经济能力较差、不能正确认识精神疾病等原因，对精神卫生服务的利用率很低，形成了精神卫生服务供给与利用双低的恶性循环。

因此，精神卫生机构急需政府扶持，实现可持续发展，政府应一方面加大对精神卫生机构的投入，一方面通过完善精神疾病医疗保险、提高居民尤其是农村居民的收入、普及精神卫生知识、减少"污名化"对精神疾病的就诊障碍，切实提高居民精神卫生服务利用意识和能力，提高精神卫生机构自我补偿能力，促进精神卫生供需双方良性发展。树立系统观，以均等化的现代精神卫生资源配置理念为基础，以科学的精神卫生资源配置技术为前提，在考虑当前城乡精神卫生资源差异的同时，适当加大对农村精神卫生资源投入力度，将会在很大程度上减缓农村老年人精神障碍的发病率和患病率，同时，也将在很大程度上促进精神卫生服务供需平衡的良性循环。

（二）加大农村精神疾病防护网络建设，提升农村精神卫生服务可及性

精神卫生资源作为一种专业性资源，对于普及精神卫生知识、救治重性精神病人、帮助人们正确识别精神卫生问题具有十分关键的作用。有研究显示，非精

---

① 卜海涛：《医改投入，章法明确》，《中国财经报》2009 年 7 月 7 日第 001 版。

神科医生对精神障碍的识别率很低，精神障碍在住院患者中仅有 1.5%—3% 被识别，在基层医疗机构中误诊或未被处理率达 50%—70%[①]，能对识别的精神病人给予正规系统治疗的概率则更低。缺乏专业精神卫生资源的精神障碍诊断不仅易出现误诊或漏诊，而且由于反复检查、治疗后才被确诊，既浪费大量社会和医疗资源，又延误病情，增加病人的经济负担和心理负担。在地广人稀的农村和山区，由于精神卫生资源的极度匮乏，当地居民难以获得精神卫生知识，在寻求专业医疗帮助时也无法得到相应的资源和服务支持，只能孤单地尝试各种方法处理精神卫生问题，包括巫医、关锁或流浪。

2006 年我国政府首次提出基本公共卫生服务均等化的战略目标，2009 年再次确立"建立覆盖城乡居民的基本医疗卫生制度以及实现人人享有基本医疗卫生服务"的新医改目标[②]，医疗服务均等化已经成为我国经济社会进一步发展的形势所需。医疗服务均等化是指缩小不同区域之间、不同群体之间、城乡之间在医疗服务方面的差距，促进社会公平，是公平理念在卫生服务领域的具体体现。我国精神卫生资源配置的空间失衡问题一直未能缓解，当前县域精神卫生服务网点覆盖的均等化问题还任重道远，大面积县域还远未获得精神卫生服务机构覆盖。近年来一些以"686 项目"为依托建立起来的示范区，通过对精神疾病防治网络的社区医生、社区干部以及患者家属进行了不同形式的培训，调查显示这些示范区的精神卫生知识知晓率普遍较高，对现有精神卫生服务网点的提质改造也发挥了积极作用，成为建立医院-社区一体化精神卫生防护体系的有效手段。这些经验证明，从国家层面推动精神卫生事业的发展，具有良好的效果。

本研究中的各县市卫生资源统计分析表明，农村三级卫生服务体系建设已逐步完善，公平性和可及性都较好，因此充分利用农村现有卫生资源推动农村三级精防网建设是有良好基础的，应抓住医疗服务均等化的政策推动机遇，积极利用各项有利政策，尽快实现空白县市的布点工作，推动基础设施建设和医疗设备更新，优化工作环境；采取特殊政策引导人力资源流向，如加大偏远地区补贴，提高经济待遇；促进继续教育和专业交流，满足人员个人发展需要；整合资源，利用现有医疗卫生网络，加强现有医务人员的精神疾病识别能力和简单处置能力，在全国范围内快速构建县域精神卫生服务网络，积极推动县域精神卫生服务体系的全面发展。

---

① 国效峰、薛志敏：《综合医院中精神障碍问题》，《国外医学精神病学分册》2002 年第 4 期。

② 《中共中央国务院关于深化医药卫生体制改革的意见》，中央政府门户网站（http://www.gov.cn/test/2009-04/08/content_ 1280069.htm）。

四、坚持老年人的精神健康主体地位

（一）提高老年人对精神健康服务需求的判断能力，发挥老年人精神健康主体作用

当前精神卫生服务体系还未能重视居民的精神健康主体地位，仍然以自上而下的单向工作模式为主，未能关注居民主动性作用，精神健康服务工作几乎还是精神卫生部门的独角戏。2012 年 5 月，第六十五届世界卫生大会第九次全体会议指出，精神健康问题已经成为全球负担，国家层面上的健康部门和社会群体的全面协调应对迫在眉睫。从理论上来说，居民作为精神健康主体，具有尽早感知精神健康状况的先天优势，而且也应该具有主动负责的意识。但是精神健康具有特殊性，常常需要具备一定的精神卫生知识才有能力做出判断，尤其是老年精神障碍，具有更大的隐蔽性，很容易被当成正常衰老而被忽略。以往研究及本研究的调查结果显示，我国居民精神卫生知识知晓率普遍较低，农村老年人的知晓率就更低，他们中的大多数根本就没有能力和意识关注自身精神健康问题，所以他们的精神健康主体作用基本上无从谈起。

知识的掌握能有效引导正确的态度和行为，精神卫生专业知识的普及主要涉及提高普通人群的精神卫生知识知晓率和帮助精神障碍患者及其家庭进行专业训练两个方面。《全国精神卫生工作体系发展指导纲要（2008—2015）》明确提出，提高普通人群心理健康知识和精神疾病预防知识知晓率 2015 年要达到 80%，旨在通过健康教育手段促进居民对精神疾患的认识，提高社区居民具备甄别精神问题的能力，更好地控制和预防精神疾患的发生。因此提高精神卫生知识知晓率是一项有效的预防和控制措施并被列为紧急任务。多项研究证实，我国居民精神卫生知识知晓率仍然较低，而且存在显著的城乡差异，农村居民对常见精神疾病的知晓情况不如城市居民，且歧视重于城市居民。此外，张明园等[①]研究发现，通过对实验组患者家庭进行为期 1 年的家庭教育，与不接受家庭教育的对照组相比，家庭负担减轻 42.25%，患者的复发率下降 49%，社会功能缺损程度减轻 32.9%。还有多项研究表明，通过宣讲有关精神卫生知识，提供心理教育及处理应激的技巧等方式对精神障碍患者及其家属进行家庭教育，实验组的精神卫生知

---

① 张明园、沈明华、王龙林等：《精神分裂症的家庭教育：病人的效果》，《上海精神医学》1993 年第 1 期。

识增加、照料负担减轻、病人社会功能恢复及疾病复发率和再住院率均优于对照组。①

因此，要发挥我国农村老年人的精神健康主体地位作用，需要政府发挥主导作用，健全县乡村三级精防网络，加强精神卫生知识普及，提高老年人及其家属对精神健康服务需求的自我评定能力，促进社会形成正确的态度和较高的精神健康素养，为老年人利用精神卫生服务提供良好的社会支持环境，保障农村老年人精神卫生服务的地理可及性、知识可及性、经济可及性、社会心理可及性。

（二）推动精神卫生服务功能分化，保障老年人精神卫生服务供给

我国精神卫生投入不足，人力、物力资源总量过少，对重性精神病人的治疗和管理都疲于应付，比如本调查中的县域精神卫生机构患者的病种以精神分裂症占据绝大多数，精神卫生机构大都无法将服务功能进一步细化，很难分出资源专门用于老年精神专科服务，就诊老年患者的病种也是以精神分裂症占绝对多数，多发于老年期的老年痴呆、重性抑郁等占比很小。事实上，老年人精神健康问题有其群体性特征，一方面随着老龄化程度的提高，老年期慢性躯体疾病导致的老年性精神障碍发病率和患病率会大幅度增加；另一方面老年人生理和心理功能的下降会严重影响老年人个人和社会生活，甚至威胁个人尊严。如何保障老年人的基本生活质量及维护老年人的心理健康和个人尊严，是我国精神卫生工作者必须面对的重要挑战。② 就我国农村老年人数多，老龄化趋势加剧，老年人精神障碍患病率高的特征，专门进行老年精神疾病研究和老年精神卫生服务供给的确是有其必要性的，许多国家都有很好的老年人精神卫生服务经验。但我国农村老年人精神卫生服务资源匮乏，没有能够承担相应服务职责的载体，这对于行动范围普遍局限于社区的农村老年人而言，几乎等于被排斥在精神卫生服务体系之外了。

因为种种原因，在一个漫长的阶段里，我国精神卫生服务的重点是精神病院和重型精神病患者，服务范围不足精神卫生工作的1%。③ 未来一段时间，应在加大精神卫生资源配置的基础上，推动精神卫生服务功能分化，着力研究老年人精神疾病特征，必须专门针对农村老年人群加大精神卫生知识宣教力度，加快精神健康促进工作和精神健康问题评估和监测工作的常规化进程，为老年患者提供

---

① 陈克佳、陈夏冰、谢小霞：《家庭教育对出院精神分裂症患者生活质量的影响》，《国际护理学杂志》2010年第11期。

② 肖水源：《我国精神卫生服务面临的重要挑战》，《中国心理卫生杂志》2009年第12期。

③ 于德华、张明园：《我国综合性医院精神卫生服务的现状及对策》，《上海精神医学》2002年增刊。

便利的精神卫生服务，完善医疗保障体系，为老年患者提供支付得起的精神卫生服务，继续加大精神卫生知识宣教力度，为老年患者提供良好的利用精神卫生服务的社会心理环境。此外，针对农村五保老人、特困老人及极重性老年患病人群，政府应承担兜底责任，保障农村老年人精神卫生服务供给。

研究结论

　　本论文围绕湖南省农村精神卫生资源及老年人精神卫生服务利用现状及与其相关的农村老年人精神健康服务需求、相关社会因素进行实地调查，对资源配置与服务需求进行了总体分析和县域间比较，厘清精神卫生资源与社会因素、精神卫生服务需求的关系，并在重点揭示湖南农村精神卫生资源及老年人精神卫生服务利用的影响因素及当前急需解决的问题的同时，提出促进农村老年人精神卫生资源均衡配置和服务体系可持续发展的对策建议。

　　一是湖南省农村老年人精神健康服务需求调查情况：①湖南省农村老年人群对精神卫生知识的知晓情况普遍较差，获得知识的渠道十分有限，通过医务人员获得精神卫生知识的不到20%。②湖南省农村老年人精神障碍患病率15.71%，需要利用精神卫生服务的老年人多，但因精神卫生知识匮乏、经济水平低等原因，能够利用精神卫生服务的老年人少。③低龄段、文化程度高、经济收入高、生活质量好的老人精神健康服务需求程度相对较高。

　　二是湖南省农村精神卫生资源及老年人精神卫生服务利用调查情况：①县域精神卫生服务网点覆盖率较低，资源总量严重不足，可及性较差。湖南省县域精神卫生网点覆盖情况与全国平均水平基本一致，大约一半左右的县没有精神卫生专业机构；尤以湘西片区的县域网点空白区多，受影响的人口数多、面积大，可及性较差；湖南省县域精神卫生机构、人力、床位资源的人口分布密度和地理分布密度与全国平均水平和世界平均水平相比，均存在较大差距；财政补助收入占总收入百分比低。②县域精神卫生资源配置的空间差异较大，人口公平性与地理公平性均较差。湖南省精神卫生资源主要集中在长株潭、环长株潭片区；湖南省县域精神卫生资源在人口公平性和地理公平性均较差，与全国的人口公平性尚可、地理公平性较差的结果有差异。③县域精神卫生机构是本地老年人寻求精神卫生服务的主要选择，但目前老年人服务利用程度低。湖南省县域精神卫生机构的就诊患者中，从全省总体情况、性别比较、地区比较看，本地患者所占比重极高；湖南农村老龄化问题严重，农村老年人口占比高，空巢家庭比例高，失能半失能老年人口多，农村老年人精神卫生潜在需求大，但是服务利用程度低，病种分布仍以精神分裂症为主。农村老年人精神卫生服务还处于供需双低的艰难处境。

三是影响湖南省农村精神卫生资源及老年人精神卫生服务利用的主要因素包括经济因素、地理因素、制度因素、老年人精神卫生服务需求。

四是要促进我国农村精神卫生资源均衡配置及老年人精神卫生服务利用，应坚持中央政府的顶层设计主导地位，实现全国一致性的制度保障；坚持地方政府的政策执行主体地位，保证精神卫生在地方发展中的话语权；坚持精神卫生机构的服务主体地位，促进县域精神卫生机构可持续发展；坚持老年人的精神健康主体地位，提高老年人对精神健康服务需求的判断能力。

本书是在文献研究、实地调查、数据统计基础上分析研究而成，在研究过程中力求科学和严谨，但囿于能力和时间等多方面的限制，本研究难免存在些许不足和局限。

一是因为时间和人力的限制，无法对所有县市老年人精神健康服务需求进行抽样调查，难以以县域为单位对精神健康服务需求进行量化，所以在以县市为分析单位对精神卫生资源配置与精神健康服务需求之间的关系进行探讨时，无法进行定量分析，而只能采用定性分析，因此难免存在一定缺陷。

二是考虑农村精神卫生资源及老年人精神卫生服务利用时，对经济效益与社会效益的取舍问题还有待于进一步研究。

上述不足有待在今后的研究中进一步完善。

本书的创新之处在于：

一是围绕县域精神卫生资源的配置情况展开分析，弥补了以往精神卫生资源配置大多以省级行政区划为分析单位时统计范围过大的缺陷。

二是通过对县域精神卫生资源的比较研究，提出了农村精神卫生资源配置分析应以服务网点布点率、医护和床位数的洛伦兹曲线和基尼系数、老年人对精神卫生服务的需求量等变量作为基本指标。

三是将农村精神卫生资源及老年人精神卫生服务利用和与其紧密相关的农村老年人精神健康服务需求、相关社会因素结合起来进行研究，改变了以往对精神卫生服务需求与精神卫生资源配置相互割裂的研究方式。

四是提出了推动农村老年人精神卫生服务供需均衡的四个主要策略，即坚持中央政府的顶层设计、强化地方政府的政策执行力、增强精神卫生机构的服务功能和坚持农村老年人精神健康的主体地位。

参考文献

[1] 〔美〕D.格林沃尔德（主编）：《现代经济词典》，商务印书馆1983年版。

[2] 《报告称中国精神病患者已逾1亿人，重性病患超1600万》2010年10月，《法制晚报》（http：//news. ifeng. com/mainland/detail_ 2010_ 10/10/2737552_ 0.sht-ml）。

[3] 《卫生部部长：我国卫生总费用占GDP比重仅5.1%》，2012年9月，中国经济网（http：//www. ce. cn/xwzx/shgj/gdxw/201209/12/t20120912 _ 23673318.shtml）。

[4] 12地区精神疾病流行学调查协作组：《国内12地区精神疾病流行病学调查的方法学及资料分析》，《中华神经精神科杂志》1986年第19期。

[5] 〔美〕R. 保罗·奥尔森等：《四国精神卫生服务体系比较——英国、挪威、加拿大和美国》，石光、粟克清主译，人民卫生出版社2008年版。

[6] 包江波、孙梅、谷里虹等：《中外社区老年精神卫生服务模式对比》，《中国卫生资源》2006年第4期。

[7] 卜海涛：《医改投入，章法明确》，《中国财经报》2009年7月7日。

[8] 蔡茜、向华丽：《我国农村老龄化现状和发展趋势分析》，《湖北职业技术学院学报》2013年第3期。

[9] 曹征、张雪平、曹谢东等：《复杂系统研究方法的讨论》，《智能系统学报》2009年第1期。

[10] 陈静芳、陈丽辉、朱志启：《189例老年住院精神病人分析》，《实用神经疾病杂志》2004年第5期。

[11] 陈克佳、陈夏冰、谢小霞：《家庭教育对出院精神分裂症患者生活质量的影响》，《国际护理学杂志》2010年第11期。

[12] 陈圣祺：《住院精神分裂症医保患者医疗费用负担调查分析》，《职业与健康》2001年第1期。

[13] 陈希希、肖水源、陈小春：《湖南省精神卫生服务现状及对策研究》，《中国医师杂志》2004年第1期。

[14] 陈艳、邬力祥：《精神卫生人力资源空间集聚的原因及政府责任研究》，

《东南学术》2012 年第 3 期。

[15] 陈洋、詹国芳、张云婷等：《上海市 19 个区县精神卫生服务筹资状况调查》，《上海交通大学学报：医学版》2010 年第 8 期。

[16] 陈毅华，李永胜：《湖南农村老年社会保障现状和对策研究》，2014 年 3 月，湖南老龄网（http://hunanllw.mca.gov.cn/article/llyj/201403/20140300596455.shtml）。

[17] 陈子恺：《精神卫生法实施后精神病专科医院管理转型研究——以广州市脑科医院为例》，MPA 学位论文，兰州大学，2014 年。

[18] 程小明：《卫生经济学》，人民卫生出版社 2007 年版。

[19] 仇剑鏖、谢斌：《上海社区居民精神卫生知识知晓和服务需求调查》，《中国健康心理学杂志》2005 年第 2 期。

[20] 崔岩：《中国医疗卫生的公共投入政策研究》，硕士学位论文，东北财经大学，2005 年。

[21] 戴付敏：《澳大利亚老年精神障碍患者的综合管理模式》，《中华护理杂志》2010 年第 1 期。

[22] 董伊晖、郭强、徐国桓：《高科技条件下医疗卫生资源配置中的效益和公平问题》，《医学情报工作》2004 年第 4 期。

[23] 杜舒宁、王健：《我国农村精神卫生服务供给、利用情况分析》，《中国社会医学杂志》2011 年第 4 期。

[24] 方向、熊端华、陈旭先等：《福建省居民精神卫生知识知晓率调查》，《海峡预防医学杂志》2010 年第 5 期。

[25] 方瑜：《老年抑郁障碍社区合作性管理模式的实证研究》，硕士论文，安徽医科大学，2013 年。

[26] 封晓朋、高汝兰：《首发精神病人家庭护理需求调查及干预》，《中国民康医学杂志》2004 年第 10 期。

[27] 冯毅、罗娅：《卫生资源配置与利用研究概述》，《社会医学杂志》2008 年第 3 期。

[28] 高力：《公共伦理学》，高等教育出版社 2002 年版。

[29] 葛茂宏、王桂英、冷佃颔等：《潍坊市精神卫生机构建设及服务现况调查》，《中国心理卫生杂志》2010 年第 8 期。

[30] 耿岚：《精神卫生人才现状与开发对策》，《中国医院》2007 年第 3 期。

[31] 龚向光：《论政府在公共卫生领域的职能》，《中国卫生经济》2003 年第 11 期。

[32] 龚幼龙（主编）：《卫生服务研究》，复旦大学出版社 2001 年版。

[33] 巩嘉铠、冯淑华、王全意：《精神卫生工作面临的形式和发展策略》，《北京医学》2005 年第 8 期。

[34] 郭堪：《长沙市卫生资源配置与卫生服务利用研究》，博士学位论文，中南大学，2013 年。

[35] 郭永松、杜幸之：《论卫生资源配置的市场机制和对策——兼谈卫生服务的公平与效益》，《中国卫生经济》2002 年第 8 期。

[36] 国效峰、薛志敏：《综合医院中精神障碍问题》，《国外医学精神病学分册》2002 年第 4 期。

[37]〔美〕舍曼·富兰德、艾伦·C. 古德曼、迈伦·斯坦诺：《卫生经济学》（第五版），海闻、王建、于保荣译，中国人民大学出版社 2010 年版。

[38] 韩慧琴、曾勇、赵旭东等：《昆明市普通人群精神卫生知识知晓率调查》，《中国健康心理学杂志》2008 年第 11 期。

[39] 郝华：《湖北省农村合作医疗制度的历史考察》，硕士学位论文，华中师范大学，2007 年。

[40] 何文姬：《公共卫生政策视角下上海市精神卫生问题研究》，MPH 学位论文，上海交通大学，2008 年。

[41] 何杏梅、张程赪：《精神分裂症患者的家庭和经济负担研究》，《中国民康医学》2007 年第 6 期。

[42] 胡号应、颜瑜章、陈力鸣等：《广州市城乡居民的心理健康知识知晓率及对精神疾病的态度》，《中国心理卫生杂志》2012 年第 1 期。

[43] 胡宓：《社会联系、社会支持与农村老年人情绪问题相关研究》，博士论文，中南大学，2012 年。

[44] 湖南省人民政府：《基本省情》（http：//www.hunan.gov.cn/sq/）。

[45] 黄成礼：《卫生人力分布的经济学分析》，《中国卫生经济》2010 年第 7 期。

[46] 黄明奎：《华东三省市农村卫生机构财务状况研究》，博士论文，复旦大学，2012 年。

[47] 黄宣银、王荣科、向虎等：《四川省精神卫生服务机构现况调查》，《四川精神卫生》2009 年第 2 期。

[48] 姜佐宁、王昭：《老年住院精神病人 35 年来的概况与临床特征》，《中华神经精神科杂志》1987 年第 4 期。

[49] 接雅俐、汤先忻：《谈我国精神卫生工作中亟待解决的几个问题》，《江苏卫生事业管理》2006 年第 1 期。

［50］来有文：《西藏卫生资源配置与利用分析及评价研究》，博士学位论文，山东大学，2014 年。

［51］兰迎春、王敏、徐秋云、陈丽：《新医改背景下政府卫生投入的现状分析及路径选择》，《中国农村卫生事业管理》2012 年第 1 期。

［52］李春波、马宝和、昂秋青等：《上海市某区警察人群心理卫生服务需求的时点调查》，《中国健康心理学杂志》2005 年第 5 期。

［53］李道洋、孟玲玲：《138 例农村精神分裂症患者家庭负担的调查》，《中国民政医学杂志》2002 年第 1 期。

［54］李木元、黄萱、李秀华：《精神卫生人才亟待"扩编"》，《人民政协报》2010 年 3 月 12 日。

［55］李张廉：《澳门老年人生活方式、心理健康及其相互关系研究》，硕士论文，华南师范大学，2004 年。

［56］厉以宁：《市场经济大辞典》，新华出版社 1993 年版。

［57］栗克清、崔泽、崔利军等：《河北省精神障碍的现况调查》，《中华精神科杂志》2007 年第 1 期。

［58］梁迪、王群、应晓华：《我国精神障碍医疗保险政策现状分析》，《中国卫生政策研究》2011 年第 7 期。

［59］林海程、林勇强、贾福军等：《康复期精神病患者、照料者和健康者的精神卫生知识需求与态度分析》，《中国康复理论与实践》2010 年第 2 期。

［60］刘飞跃、肖水源、曾望军等：《我国精神卫生服务网点空间布局研究》，《中国卫生经济》2011 年第 9 期。

［61］刘飞跃、肖水源、曾望军：《论政府在精神卫生服务体系建设中的责任边界》，《湖南师范大学社会科学报》2012 年第 1 期。

［62］刘军民：《转轨过程中政府卫生投入与体制改革的评价及建议》，《当代经济》2005 年第 12 期。

［63］刘新莲、戴红霞、曹艳冰：《我国老年人健康状况及其相关因素的研究进展》，《解放军护理杂志》2006 年第 5 期。

［64］刘颖：《基于系统论视角的卫生事业组织构建与创新》，《产业与科技论坛》2014 年第 18 期。

［65］刘祝明：《安徽省某农村社区老年人精神障碍患病率、影响因素及精神卫生服务调查研究》，硕士论文，安徽医科大学，2010 年。

［66］卢小勇、陈贺龙、胡斌：《江西省精神分裂症患病率流行病学调查》，《上海精神医学》2004 年第 4 期。

[67] 罗力、李伟、金春林等:《上海市精神专科医院床位分析和发展建议》,《中国卫生政策研究》2011年第9期。

[68] 罗力、李伟、金春林等:《中国精神专科医院面临的住院服务压力和病人分流建议》,《中国卫生政策研究》2011年第9期。

[69] 罗鸣春:《中国青少年心理健康服务需求现状研究》,博士论文,西南大学,2010年。

[70] 马进、孔巍、刘铭:《卫生资源配置的经济学思考》,《中国卫生资源》2005年第5期。

[71] 马宁、严俊、马弘等:《2010年中国精神卫生机构和床位资源现状分析》,《中国心理卫生杂志》2012年第12期。

[72] 马颖、胡志、朱敖荣等:《农村社区老年人精神卫生服务需求与利用情况调查分析》,《中国农村卫生事业管理》2013年第5期。

[73] 毛文君、秦小荣、向云等:《成都市青羊区精神疾病患者社会保障情况对照研究》,《四川精神卫生》2008年第2期。

[74] 孟庆跃:《政府卫生投入分析和政策建议》,《中国卫生政策研究》2008年第1期。

[75] 彭林珍、罗家洪、毛勇等:《精神分裂患者生命质量与经济负担关系》,《中国公共卫生》2007年第7期。

[76] 齐小秋(主编):《精神卫生政策研究报告汇编》,人民卫生出版社2008年版。

[77] 〔美〕乔纳森·特纳:《社会学理论的结构(下)》,邱泽奇等译,华夏出版社2001年版。

[78] 秦海兵、阮治、周晓云等:《住院精神分裂症患者照料者精神负担的对照研究》,《长治医学院学报》2007年第5期。

[79] 秦海兵:《精神分裂症患者经济负担及其照料者精神负担的对照研究》,硕士论文,昆明医学院2007年。

[80] 青木、刘皓然:《精神疾病困扰三成欧洲人》,新华网2011年9月8日(http://news.xinhuanet.com/world/2011-09/08/c_122002544.htm)。

[81] 任苒:《公共卫生的作用及政府职责》,《医学与哲学》2005年第8期。

[82] 邵兴华:《农村人口老龄化若干问题研究》,《中共铜仁地委党校学报》2007年第1期。

[83] 沈满洪:《资源与环境经济学》,中国环境科学出版社2007年版。

[84] 盛垒:《西方空间知识溢出研究进展探析与展望》,《外国经济与管理》

2010 年第 10 期。

[85] 石其昌、章健民、徐方忠：《浙江省 15 岁及以上人群精神疾病流行病学调查》，《中华预防医学杂志》2005 年第 4 期。

[86] 舒良、田成华：《精神障碍的生物学治疗》，科学技术文献出版社 2005 年版。

[87] 孙燕铭：《当前卫生资源配置状况及政府责任的思考》，《华东经济管理》2006 年第 6 期。

[88] 孙永发、惠文、吴华章：《精神卫生人力资源存在的问题及其政策分析》，《卫生经济研究》2012 年第 2 期。

[89] 陶庆兰、李小麟：《精神疾病社区康复服务需求调查及展望》，《华西医学》2004 年第 4 期。

[90] 田梅、张勇、白珍等：《城乡居民精神卫生知识知晓率调查》，《中国健康心理学杂志》2011 年第 2 期。

[91] 王丹、陈芳芳：《知识溢出的途径及对策分析》，《北方经济》2010 年第 2 期。

[92] 王东：《农村发达地区人才集聚问题研究》，硕士学位论文，中国海洋大学，2009 年。

[93] 王坤：《我国精神卫生专业机构经济运行研究》，博士学位论文，华中科技大学，2012 年。

[94] 王盼：《卫生服务的公平与效率》，《中国卫生经济》1998 年第 11 期。

[95] 王顺铨、高天来、陈正平等：《浙江省绍兴地区精神疾病患者及家庭经济现状调查分析》，《中国康复理论与实践》2006 年第 1 期。

[96] 王小林：《贫困的测量：理论与方法》，社会科学文献出版社 2012 年版。

[97] 王绪轶、向小军、郝伟等：《医学生对精神医学态度的调查》，《中南大学学报（医学版）》2011 年第 9 期。

[98] 韦正球：《大资源观初探》，《学术论坛》2006 年第 2 期。

[99] 卫生部：《我国重性精神病防治面临四大挑战》，新华网，2011 年 8 月，（http：//news.xinhuanet.com/society/2011-08/16/c_121868141.htm）。

[100] 魏赓：《西藏自治区精神疾病和癫痫的流行病学调查及防治对策研究》，博士论文，四川大学，2004 年。

[101] 温英、赵根娣、秦庆力：《门诊精神病人家属疾病知晓率及健康教育需求的调查分析》，《内科》2008 年第 3 期。

[102] 吴凤清：《破冰之旅》，《中国医院院长》2010 年第 17 期。

[103] 吴国安、雷海潮、杨炳生等：《卫生资源配置标准研究的方法学评述》，《中国卫生资源》2001 年第 6 期。

[104] 夏文明、白雪、吴扬等：《"系统论"视角下的我国医药卫生体制改革分析与建议》，《中国社会医学杂志》2011 年第 1 期。

[105] 肖水源、周亮、王小平等：《精神卫生立法的公共卫生视角》，《中国心理卫生杂志》2012 年第 2 期。

[106] 肖水源：《我国精神卫生服务面临的重要挑战》，《中国心理卫生杂志》2009 年第 12 期。

[107] 肖友生：《加强实力建设，造就维护社会和谐的精神卫生人才队伍》，《中国民康医学》2011 年第 4 期。

[108] 徐广明、吴宪、田红军等：《天津市 18 岁以上居民精神障碍流行病学调查》，《中华医学会第十次全国精神医学学术会议论文汇编》，2012 年。

[109] 徐迎华：《南昌市精神卫生服务的现状及改善对策研究》，MPA 研究生论文，南昌大学，2010 年。

[110] 杨桂伏、杜长军、崔炳喜等：《天津市医疗机构精神卫生服务资源和利用状况调查》，《中国慢性病预防与控制》2010 年第 3 期。

[111] 杨镇、刘美娜：《精神分裂症的经济负担研究》，《中国卫生经济》2003 年第 2 期。

[112] 姚万国：《老年期精神障碍 10 年间住院概况分析》，《中国民康医学杂志》2005 年第 3 期。

[113] 姚旭东：《大连市精神疾病医疗费用及其影响因素研究》，硕士论文，大连医科大学，2011 年。

[114] 叶锦成、高万红、叶少勤：《中国精神卫生服务：挑战与前瞻》，社会科学文献出版社 2012 年版。

[115] 于德华、张明园：《我国综合性医院精神卫生服务的现状及对策》，《上海精神医学》2002 年增刊。

[116] 翟金国、赵靖平、陈晋东等：《精神分裂症患者的家庭负担研究》，《上海精神医学》2006 年第 2 期。

[117] 张大宁：《加快精神卫生立法，促进社会和谐发展》，《前进论坛》2010 年第 12 期。

[118] 张广歧：《医保住院精神病人医疗费用承受能力的调查》，《精神卫生事业管理》2001 年第 1 期。

[119] 张红彩、李峥：《精神分裂症患者家庭负担的研究进展》，《中华护理杂

志》2009 年第 8 期。

[120] 张景兰、戴晴晴、李子建等:《作战部队官兵心理健康服务需求调查》，《中国健康心理学杂志》2013 年第 21 期。

[121] 张璟、王文军、宋烨等:《济宁市居民精神卫生知识知晓率调查》，《济宁医学院学报》2009 年第 4 期。

[122] 张茅:《县域医疗卫生改革发展的探索与实践》，《管理世界》2011 年第 2 期。

[123] 张明园、沈明华、王龙林等:《精神分裂症的家庭教育:病人的效果》，《上海精神医学》1993 年第 1 期。

[124] 张明园:《减少精神障碍的未治率——献给 2001 年世界卫生日》，《中华精神科杂志》2001 年第 2 期。

[125] 张明园:《精神障碍的一级预防》，《中国循证医学杂志》2006 年第 8 期。

[126] 张启文:《农村社区精神分裂症患者精神卫生服务利用及其影响因素研究》，博士学位论文，中南大学，2008 年。

[127] 张倩、应晓华、王群:《对中泰两国政府卫生投入差异的思考》，《中国卫生资源》2011 年第 2 期。

[128] 张少觐、张广岐、王建国等:《上海市社区精神卫生服务投入调查》，《临床精神医学杂志》2007 年第 3 期。

[129] 张维熙、沈渔、李淑然等:《中国七个地区精神疾病流行病学调查》，《中华精神科杂志》1998 年第 2 期。

[130] 张伟波、张国芳、沈文龙等:《徐汇区精神疾患家属对精神病知、信、行的调查分析》，《中国初级卫生保健》2010 年第 5 期。

[131] 张毅宏、胡纪泽、胡赤怡等:《深圳市神经症流行病学调查》，《中国公共卫生》2006 年第 7 期。

[132] 张跃庆、张念宏:《市场经济大辞海》，中国国际广播出版社 1994 年版。

[133] 张云霞、李梅、苑静等:《山西省政府卫生投入资金拨付过程分析:以中央专项资金为例》，《中国卫生经济》2013 年第 11 期。

[134] 张志勇:《医疗服务领域中市场失灵与政府干预的关系》，《赤峰学院学报（自然科学版）》2010 年第 8 期。

[135] 赵桂霞、梁先锋:《精神病人家属疾病知识知晓率及健康教育需求的调查分析》，《现代临床护理》2005 年第 4 期。

[136] 赵振环、黄悦勤、李洁等:《广州地区常住人口精神障碍的患病率调查》，《中国神经精神疾病杂志》2009 年第 9 期。

[137] 中共中央、国务院:《关于深化医药卫生体制改革的意见》，2009 年 3 月

17 日。

[138] 中华人民共和国卫生部主编:《2009 年中国卫生统计年鉴》, 中国知网 (ht-tp: //tongji.cnki.net/kns55/Navi/YearBook.aspx? id=N2010042070&floor=1)。

[139] 中华人民共和国卫生部主编:《2011 年中国卫生统计年鉴》, 中国知网 (ht-tp: //tongji.cnki.net/kns55/Navi/YearBook.aspx? id=N2012030035&floor=1)。

[140] 周连久:《层次分析法在资源配置中的应用》,《新疆学刊 (哲学社会科学版)》1994 年第 2 期。

[141] 周小兰、李菲:《浅谈我国卫生资源配置现状》,《中国卫生质量管理》2007 年第 7 期。

[142] Ahola K, Virtanen M, Honkonen T, et al. Common Mental Disorders and Sub-sequent Work Disability: A Population-based Health 2000 Study. *Journal of Affective Disorders*, Vol.134, No.1-3, 2011.

[143] Anant Kumar. Mental health Services in Rural India: Challenges and Prospects. *Health*, No.3, 2011.

[144] Andrew McCulloch · New Developments in Mental Health Policy in the United Kingdom. *International Journal of Law and Psychiatry*, Vol. 23, No. 3 - 4, 2000.

[145] Aoun, S., Pennebaker, D., &Wood, C. Assessing Population Need for Mental Health Care: A Review of Approaches and Predictors. *Mental Health Services Research*, Vol.16, No.1, 2004.

[146] Bocker E, Glasser M, Nielsen K, Weidenbacher-Hoper V. Rural Older Adults' Mental Health: Status and Challenges in Care Delivery. *Rural Remote Health*, No.12, 2012.

[147] Bohlmeijer E, Smit F, Cuijpers P. Effects of Reminiscence and Life Review on Late-life Depression: a Meta-analysis. *International Journal of Geriatric Psychiatry*, Vol.18, No.12, Dec 2003.

[148] Chan KY, Wang W, Wu JJ, et al. Epidemiology of Alzheimer´s Disease and Other Forms of Dementia in China, 1990-2010: a Systematic Review and Analysis. *The Lancet*, Vol.381, No.9882, 2013.

[149] Chatterjee S, Patel V, Chatterjee A, et al. Evaluation of a Community-based Rehabilitation Model for Chronic Schizophrenia in Rural India. *The British Journal of Psychiatry*, No.182, 2003.

[150] Ciarlo, J.A., Tweed, D.L. Implementing Indirect Needs Assessment Models for

Planning State Mental Health and Substance Abuse Services.*Evaluation Program Planning*, No.15, 1992.

[151] Clark R.E.Family Costs Associated With Severe Mental Illness and Substance Use Psychiatric Services.*Psychiaritc Serviecs*, 1994.

[152] Daphna, et al.Associations of Serious Mental Illness With Earnings: Results Fromthe WHO World Mental Health Surveys.*The British Journal of Psychiatry*, No.197, 2010.

[153] De Maio FG.Income Inequality Measures.*Journal of Epidemiology and Community Health*, Vol.61, No.10, 2007.

[154] Devi S.Mending Mental Health in Misrata.*The Lancet*, Vol.378, No.9803, Nov 2011.

[155] Dr Nicole Klynman, Mental Health Needs Assessment. *Consultant in Public Health NHS Haringey*, January 2010.

[156] Drew, N.ET AL.Human Rights Violations of People With Mental and Psychosocial Disabilities: an Unresolved Global Crisis.*The Lancet*, Vol.378, 2011.

[157] Fact Sheet 18: Mental Health in Rural Australia.2009, www.ruralhealth.org.au

[158] Gold PB, Meisler N, Santos AB, et al.Randomized Trial of Supported Employment Integrated With Assertive Community Treatment for Rural Adults With Severe Mental Illness.*Schizophr Bull*, Vol.32, No.2, 2006.

[159] Hendrie HC, Lindgren D, Hay DP, Lane KA, Gao S, Purnell C, Munger S, Smith F, Dickens J, Boustani MA, Callahan CM.Comorbidity profile and Healthcare Utilization in Elderly Patients With Serious Mental Illnesses.*The American Journal of Geriatric Psychiatry*, Vol.21, No.12, Dec 2013.

[160] Jarman, B., Hirsch, S., & White, P.Predicting Psychiatric Admission Rates. *British Medical Journal*, No.304, 1992.

[161] Jia J, Wang F, Wei C, et al.The Prevalence of Dementia in Urban and Rural Areas of China.Alzheimer's & Dementia.*The Journal of the Alzheimer's Association*, Vol.10, No.1, 2014.

[162] Karen McKenzie, Aja Murray, Tom Booth.Do Urban Environments Increase the Risk of Anxiety, Depression and Psychosis? An Epidemiological Study.*Journal of Affective Disorders*, No.150, 2013.

[163] Kessler, R.C., McGonagle, K.A., Zhao, S., Nelson, C.B., Hughus, M., Eshleman, S., et al.Lifetime and 12-month Prevalences of DSM-Ⅲ-R Psychi-

atric Disorders in the United States: Results from the National Comorbidity Survey.*Archives of General Psychiatry*, Vol.51, No.1, 1994.

[164] Leyland AH, Groenewegen PP.Multilevel Modelling and Public Health Policy. *Scandinavian Journal of Public Health*, Vol.31, No.4, 2003.

[165] Lund, C., Breen, A., Flisher, A.J., Kakuma, R., Corrigall, J., Joska, J.A., Swartz, L., Patel, V.Poverty and Common Mental Disorders in Low and Middle Income Countries: A Systematic Review.*Social Science & Medicine*, No.71, 2010.

[166] Meadows, G., Fossey, E,.Harvey, C., & Burgess, P.The Assessment of Perceived Need.In G.Andrews & S.Henderson (Eds.), Unmet Need in Psychiatry: Problems, Resources, Responses (PP.39-398).Cambridge: *Cambridge University Press*, 2000.

[167] Michael R Phillips, Jingxuan Zhang, Qichang Shi et al.Prevalence, Treatment, and Associated Disability of Mental Disorders in Four Provinces in China During 2001-05: an Epidemiological Survey.*The Lancet*, Vol.373, 2009.

[168] Needham DM, Anderson G, Pink GH, et al.A province-wide Study of the Association Between Hospital Resource Allocation and Length of Stay.*Health Services Management Research*, Vol.16, No.3, 2003.

[169] Perse, E.F.Stigma, Poverty, and Victimization: Roadblocks to Recovery for Individuals With Severe Mental Illness.*Journal of the American Psychiatric Nurses Association*, Vol.13, No.5, 2007.

[170] Phillips MR, Zhang J, Shi Q, et al.Prevalence, Treatment, and Associated Disability of Mental Disorders in Four Provinces in China During 2001-05: an Epidemiological Survey.*The Lancet*, Vol.373, No.9680, 2009.

[171] Regier, D.A., Narrow, W.E., Rae, D.S., Manderschied, R.W., Locke, B.Z., & Goodwin, F.K.Epidemiological Catchment Area Prospective 1-year Prevalence Rates of Disorders and Services.*Archives of General Psychiatry*, Vol.50, No.2, 1993.

[172] Shen Y C, Zhang M Y, Huang Y Q, et al. Twelve Month Prevalence, Severity, and Unmet Need for Treatment of Mental Disorders in Metropolitan China. *Psychological Medicine*, Vol.36, No.2, 2006.

[173] Sung SC, Hixson A, Yorker BC.Predis Charge Psychoeducational Needs in Taiwan: Comparisons of Psychiatricpatients, Relatives, and Professionals.*Issues in*

Mental Health Nursing, Vol.25, No.6, 2004.

[174] Thornicroft, G.Social Deprivationand Rates of Treated Mental Disorder: Developing Statistical Models to Predict Psychiatric Service Utilization.*British Journal of Psychiatry*, Vol.158, 1991.

[175] Toft T, Rosendal M, Ombol E, et al.Training General Practitioners in the Treatment of Functional Somatic Symptoms: Effects on Patient Health in a Cluster-randomized Controlled Trial (the Functional Illness in Primary Care Study). *Psychotherapy and Psychosomatics*, Vol.79, No.4, 2010.

[176] Tucker S, Wilberforce M, Brand C, Abendstern M, Challis D.All Things to All People? The Provision of Outreach by Community Mental Health Teams for Older People in England: Findings From a National Survey.*International Journal of Geriatric Psychiatry*, No.3, 2013.

[177] Wang, P.S., Lane, M., Olfson, M., Pincus, H.A., Wells, K.B., & Kessler, R.C.Twelve-month Use of Mental Health Services in the United States: Results from the National Comorbidity Survey Replication.*Archives of General Psychiatry*, No.62, 2005.

[178] Wennström, E., Berglund, L., & Lindbäck, J. (2009).The Met Needs index: a New Metric for Outcome Assessment in Mental Health Serviees.*Soc Psychiat Epidemiol*, Published Online, No.16, June 2009.

[179] WHO World Mental Health Survey Consortium.Prevalence, Severity, and Unmet Need for Treatment of Mental Disorders in the World Health Organization World Mental Health Surveys.*The Journal of the American Medical Association*, No. 291, 2004.

[180] WHO.Mental Health Atlas-2005: Country Profile, China.2005.

[181] WHO.Mental Health: New Understanding, NewHope.*The World Health Report*. Geneva: World Health Organitation, 2001.

[182] World Health Organization & United Nations High Commissioner for Refugees. Assessing Mental Health and Psychosocial Needs and Resources: Toolkit for Humanitarian Settings.Geneva: WHO, 2012.

附　录

附录一

调查区域划分表

片区	地级市	县（市）
长株潭片区	长沙市	长沙县、宁乡县、浏阳市
	株洲市	株洲县、攸县、茶陵县、炎陵县、醴陵县
	湘潭市	湘潭县、湘乡市、韶山市
环长株潭片区	衡阳市	衡阳县、衡南县、衡山县、衡东县、祁东县、耒阳市、常宁市
	岳阳市	岳阳县、华容县、湘阴县、平江县、汨罗市、临湘市
	常德市	安乡县、汉寿县、澧县、临澧县、石门县、津市市
	益阳市	南县、桃江县、安化县、元江市
	娄底市	双峰县、新化县、冷水江市、涟源市
湘南片区	郴州市	桂阳县、宜章县、永兴县、嘉禾县、临武县、汝城县、桂东县、安仁县、资兴市
	永州市	祁阳县、东安县、双牌县、道县、江永县、宁远县、蓝山县、新田县、江华县
湘西片区	怀化市	中方县、沅陵县、辰溪县、溆浦县、会同县、麻阳县、新晃县、芷江县、靖州县、通道县、洪江市
	湘西州	泸溪县、凤凰县、花垣县、保靖县、古丈县、永顺县、龙山县
	邵阳市	邵东县、新邵县、邵阳县、隆回县、洞口县、绥宁县、城步县、武冈市
	张家界市	慈利县、桑植县

附录二

农村老年人精神健康服务需求调查问卷

编码

　　您好，我是中南大学公共卫生学院"湖南省农村老年人精神健康服务需求"调查组成员，我们正在做一项关于农村老年人精神健康服务需求情况的调查。目的是了解农村老年人的精神健康状况，掌握老年人群精神健康需要和需求的变化，为政府合理配置精神卫生资源，制定精神卫生政策服务。以下调查中获得的所有信息都是保密的，您的姓名不会被记录，希望您支持我们的工作。以下问题，请在您认为合适的选项上打"√"，在问题后面的横线上填上您的真实想法。谢谢您的合作！

第一部分　　社会人口学特征

1. 您的性别？

　　A 男　　B 女

2. 您的年龄层次（实际周岁）？

　　A 60—65 岁　　B 66—79 岁　　C 70—75 岁　　D 76—79 岁　　E 80 岁及以上

3. 您的婚姻状况？

　　A 在婚　　　B 离异　　　C 丧偶　　　D 分居　　　E 未婚　　　F 不清楚

4. 您的文化程度？

　　A 文盲半文盲　　B 小学　　C 初中　　D 高中或中专　　E 大专及大专以上

5. 您在本地居住的时间

　　A 1 年以下　　　B 1—5 年　　　C 6—10 年　　　D 11—20 年　　　E 20 年以上

第二部分　生活质量情况

1. 您的平均月收入多少？

    A ≤200 元　　B 200—399 元　　C ≥400 元

2. 您的收入来源（可多选）

    A 劳动所得　B 养老保险　　C 社会救济　　D 子女供养

3. 您个人在处理日常生活方面是否能自理？

    A 自理（如选 A，直接跳到第 5 题）　　B 半自理　　C 不能自理

4. 您的日常生活靠谁照顾？

    A 子女照顾　　B 亲戚、朋友或邻居照顾　　C 其他：

5. 你享受过或正在享受哪种社会扶持？（可多选）

    A 五保　　B 低保　　C 优抚　　D 集体帮助　　E 从没享受过

6. 你平时都参加哪些工作？（可多选）

    A 干家务活　B 干农活　C 创办企业或经商　D 参加社会公益活动　E 其他：

7. 您平时有哪些娱乐活动？（可多选）

    A 和邻居打扑克、搓麻将　　B 看电视、报纸、听广播

    C 从事长期的兴趣爱好（如棋牌、美术、音乐等）

    D 参加体育锻炼　　E 外出观光旅游　　F 其他

8. 您的休闲娱乐场所通常是？

    A 公园　　B 社区　　C 街边　　D 家里　　E 其他

9. 日常生活中您会觉得孤独空虚吗？

    A 每天都孤独空虚　　B 经常孤独空虚

    C 偶尔孤独空虚　　D 从来都不孤独空虚

10. 您的体检情况？

    A 一年体检一次　　B 若干年体检一次　　C 从不体检

11. 您有几个子女？

    A 1 个　　B 2 个　　C 3 个　　D 4 个及以上

12. 您家的住房面积有多大？

    A 50 平方米以下　B 51—70 平方米　C 71—100 平方米　D 101 平方米以上

13. 您是否参加了养老保险？

    A 是　　　B 否

14. 您对目前生活水平的自我评价

A 很宽裕　　　B 比较宽裕　　　C 大致够用　　　D 有些困难　　　E 很困难

15. 您对目前幸福感的自我评价

A 非常幸福　　　B 比较幸福　　　C 一般　　　D 不太幸福　　　E 很不幸福

第三部分　对精神健康知识知晓情况

1. 您听说过"精神卫生"吗？

A 是　　　B 否

2. 您认为"精神病"和"神经病"是一样的疾病吗？

A 是　　　B 否

3. 您认为精神病患者很可怕吗？

A 是　　　B 否

4. 您看过有关精神卫生的书吗？

A 看过　　　B 没有

5. 您知道每年的"世界精神卫生日"是哪一天？

A 4 月 7 日　　　B 9 月 10 日　　　C 10 月 10 日　　　D 12 月 9 日

6. 下列精神疾病中，哪一种最常见？

A 精神分裂症　　　B 抑郁症　　　C 老年性痴呆　　　D 儿童精神疾病

7. 如果您或您的亲友怀疑您有精神问题，您会去看精神科医生吗？

A 会　　　B 不会　　　C 不清楚

8. 您知道心理咨询机构或心理热线的电话吗？

A 知道　　　B 不清楚

9. 您知道正在出台的《中华人民共和国精神卫生法》吗？

A 知道　　　B 不知道

10. 下列哪些项目属于人的健康范围？（可多选）

A 躯体健康　　　B 心理健康　　　C 社会适应良好　　　D 以上都是

第四部分　健康状况

1. 过去两周里，您是否咨询过精神科医生？

A 有　　　B 没有

2. 过去半年里，您是否被医院诊断患有精神类疾病？

A 有　　　B 没有　　　C 不清楚

3、您的家族中是否患有遗传性精神类疾病？

    A 有   B 没有   C 不清楚

4、您的行为是否被他人认为异常过？

    A 有   B 没有   C 不清楚

5、过去半年里，您是否吃过治疗精神疾病类的药物？

    A 有   B 没有   C 不清楚

第五部分　精神卫生服务状况

1. 过去两周里，您是否到精神卫生服务机构看过精神病？

    A 是   B 否（如选 B，请直接跳到第 5 题）   C 不清楚

2. 过去两周里，您就诊的精神卫生服务机构种类？

    A 市、县级精神卫生服务机构 B 社区精神卫生服务站 C 诊所 D 不清楚

3. 过去两周里，您到精神卫生服务就诊的次数？

    A 1 次 B 2 次   C 3 次   D 4 次及以上   E 不清

4. 过去两周里，您到精神卫生服务机构就诊所花费用？

    A 100 元以下   B 100—300 元   C 301—500 元

    D 501 元及以上   E 不清楚

5. 过去两周里，您是否有过应该到精神卫生服务机构看病而没有看成的情况？

    A 有   B 没有（如果选 B，请直接跳到第 7 题）   C 不清楚

6. 你需要到医院就诊而未实现的原因？（可多选）

    A 病情不重   B 自己买药   C 经济困难

    D 路途遥远   E 其他   F 不清楚

7. 过去一年里，您是否因患精神疾病住过院？

    A 是   B 否（选 B，请直接跳到第 11 题）   C 不清楚

8. 过去一年里，您因患精神疾病住院的天数？

    A 小于 10 天   B 10—30 天   C 30 天以上   D 不清楚

9. 过去一年里，你住院机构的种类？

    A 综合性医院   B 精神病专科医院   C 社区精神卫生服务中心

    D 其他   E 不清楚

10. 过去一年里，您因住院所花费用为？

    A <5000 元   B 5000—9999 元   C 10000—20000 元

    D 20000 元及以上   E 不清楚

11. 过去一年里，您是否有过该住院而未能实现的情况？

A 是　　　B 否（如选 B，请直接跳转到第 13 题）　　　C 不清楚

12. 您应该住院而未能实现的原因？（此题可多选）

A 经济困难　　　B 寻求偏方治疗　　　C 对医院不信任

D 自身对医院的恐惧　　　E 其他　　　F 不清楚

13. 过去一年里，您是否接受过精神健康知识的教育宣传？

A 是　　　B 否（如果选 B，请直接跳到第 15 题）　　　C 不清楚

14. 过去一年里，您是在哪里获得精神卫生知识的？

A 专家咨询　　　B 门诊咨询　　　C 社区宣教　　　D 媒体宣传

E 经验积累　　　F 周边人闲扯　　　G 其他

15、您最希望从哪里获得精神卫生知识？

A 专家咨询　　　B 门诊咨询　　　C 社区宣教　　　D 媒体宣传

E 经验积累　　　F 周边人闲谈　　　G 其他：

16. 您最希望接受精神卫生服务的方式是？

A 家庭诊治与护理　　　B 精神病专科医院诊治与护理　　　C 社区精神卫生服务中心诊治与护理　　　D 私人诊所　　　E 综合性医院的精神科　　　F 其他：

17. 您认为是否有必要在本县市设立精神卫生服务机构？

A 有必要　　　B 没必要　　　C 未考虑

再次感谢您抽出宝贵时间配合我们完成这份问卷，祝您及家人身体健康！

调查员：

调查日期：　　　年　　　月　　　日

附录三

湖南省县域精神卫生资源调查表

填表说明

1、调查范围：湖南省各县市卫生局；各县市精神卫生机构（包括精神卫生专科医院、综合医院精神科、提供精神卫生服务的乡镇卫生院）。

2、调查内容：

（1）请各县市卫生局组织本县市精神卫生机构填写附件《湖南省县域精神卫生资源调查表1-6》。

（2）请各县市卫生局填写《县市精神卫生制度调查问卷》。

3、填写要求：按要求逐项填写完整。

4、指标解释：

（1）精神科：指与精神卫生工作有关的所有科室，如戒毒科、心理科、老年精神科等。

（2）所有数据均指精神科的相关数据，不包括非精神科服务的数据。

（3）"机构名称"的填写，精神卫生专科医院要填写完整的医院名称，综合医院精神科要填写完整的医院名称和科室名称，有精神卫生服务的乡镇卫生院填写完整的卫生院名称。如果机构名称有多块牌子，请备注说明。

（4）调查表中的精神卫生资源数据均为截止2012年12月31日的实有数；精神卫生服务利用为2012年1月1日至2012年12月31日全年的实有数；就诊患者是指在2012年1月1日至2012年12月31日期间在本院进行门诊和住院的精神病人。

5、调查资料收集时间：请于2014年12月15日前发送至指定邮箱。

湖南省县域精神卫生资源数据调查表1：机构信息

序号	机构名称	地址 [××市×区（县）××路××（乡、镇）]	邮政编码	分类：1.专科医院；2.大专科小综合；3.大综合小专科。	隶属部门：1.卫生；2.公安；3.民政；4.企业；5.个人；6.其他。	单位级别：1.国家级；2.省级；3.地市级；4.县区级；5.乡镇级	医院等次：1.三级甲等；2.三级乙等；3.二级甲等；4.二级乙等；5.二级；6.一级甲等；7.一级乙等；8.一级；9.未评定。	机构性质：1.营利性；2.非营利性。	是否注册：1.是；2.否。	精神科成立时间（用6位数字表示，如2001年2月写为200102）	填表人	联系电话

湖南省县域精神卫生资源数据调查表2：人力资源

序号	机构名称	医师人数（不含离退休）											护理人员数（不含离退休）													其他人员数（不含离退休）							离退休人员数		填表人	联系电话
		总计	在编	医师总数按职称分					医师总数按学历分				总计	在编	护理总数按职称分						护理总数按学历分				总计	在编	其中				总数	其中:当年退休人数		
				主任	副主任	主治	任院	其他	研究生	本科	大专	中专及以下			主任护师	副主任护师	主管护师	护师	护士	其他	研究生	本科	大专	中专及以下			技术人员	药剂人员	行政管理	其他				

湖南省县域精神卫生资源数据调查表3：财力资源

序号	机构名称	收入								支出							欠费		负债	填表人	联系电话
		总收入	其中						其他收入	总支出	其中					收支结余	医保欠费	病人欠费			
			财政补助收入	上级补助收入	医疗收入			药品收入			业务支出				财政专项支出						
					医疗总收入	其中					药品支出	人员支出		日常支出							
						门诊收入	住院收入					人员支出	中财政补助收入								

湖南省县域精神卫生资源数据调查表4：物力资源

序号	机构名称	实际开放床位数（张）	其中编制床位数	占地面积（万平方米）	建筑面积（万平方米）总计	其中业务用房	工娱疗室	危房面积	总价值（万元）	专科设备 总数（台）	按投入使用年限分（台） 2010年后	2000—2009年	2000年以前	其他设备 总价值（万元）	总数（台）	填表人	联系电话

湖南省县域精神卫生资源数据调查表5：服务利用

序号	机构名称	当年门诊诊疗人次	当年住院人天数	当年出院人次	当年出院病例平均住院日	当年每医师每年诊治人次	当年每医师每年出院人次	填表人	联系电话

县市精神卫生制度调查问卷

1. 本县市是否有专门的精神卫生领导组织？

    A 是，领导组织名称：

    B 否

2. 本县市是否有精神卫生专职管理人员？

    A 是，专职管理人员岗位名称：

    B 否

3. 本县市实施的精神卫生相关文件有哪些？（可多选）

    A 国家级相关文件

    B 省级相关文件

    C 地市级相关文件

    D 本县市专门的相关文件

    E 无

4. 本县市专门用于精神卫生工作的财政投入主要有哪些来源？（可多选）

    A 中央财政投入

    B 省财政投入

    C 地市财政投入

    D 本县市财政投入

    E 无

5. 本县市是否有专门的精神卫生人才培训计划？（可多选）

    A 有：A1 医生培训　A2 护士培训　A3 医技人员培训　A4 管理人员培训

    　　A5 其他人员培训

    B 无

6. 本县市医疗保险对精神疾病患者的报销比例为：

    （1）新型农村合作医疗：门诊 ＿＿＿＿＿＿＿＿＿，住院

    （2）城镇职工医疗保险：门诊 ＿＿＿＿＿＿＿＿＿，住院

    （3）城镇居民医疗保险：门诊 ＿＿＿＿＿＿＿＿＿，住院

后 记

本书是在我的博士论文基础上进一步修改完善而成的。我对精神卫生领域的关注始于到中南大学湘雅公共卫生学院攻读博士学位期间，该院对这个领域的研究具有优良的传统。选择老年人群则是缘于我在生活中常常看到一些人因家中老人患有精神障碍而心力交瘁，而且单靠个人力量很难找到合适的照护方式，农村老年人及其家庭则面临着更加艰难的处境。在公卫学院的五年，让我对社会问题与学术责任有了更加深刻的认识，这里崇尚学术的良好氛围让我为自己能成为这里的学生而倍感自豪，感谢各位尊敬的老师在我学习期间给予的耐心指导和悉心关怀。回首读博五年，我迷惘过，懈怠过，但唯一不变的是，因为有师长、亲人和朋友的鼓励与支持而从来不曾放弃过。在书稿完成之时，我想最重要的该是表达我心中最真挚的谢意。

首先要衷心感谢给予我如山重恩的导师邬力祥先生和师母张步新女士。邬先生以宽厚的长者风范给予素不相识的我以实现梦想的机会，担当起我人生航程中的灯塔，引领我进入学术殿堂，让我的人生来到崭新的阶段。先生如同一位放风筝的大师，在我调查研究的过程中，常常给予我宽松的学术选择空间；每当我遇到疑惑一筹莫展时，先生又总是以其严谨的治学风范和宽广的学术视野举重若轻，让我得以拨云见天，豁然开朗。每一次探讨，儒雅睿智的先生总是带给我们授业解惑的快乐之旅，蕴哲理于谈笑间。这些年，恩师与师母给了我最大的、无私的帮助和支持，每每想起，都会觉得自己幸运之至并将终生铭记，同时也因无以为报而深感愧疚。

感谢肖水源教授、徐慧兰教授、周亮教授、罗丹教授在课堂上毫无保留地用心指导和研究过程中不厌其烦地精心点拨。尤其是看似不苟言笑、实则幽默风趣的肖水源教授潜心学术、淡泊名利的大家风范给了我极其珍贵的收获与感动。感谢孙振球教授、杨土保书记、谭红专院长、陈律副院长、唐媛副书记给予的指导和帮助。感谢郭桂平老师、李敏老师以及公卫学院的其他领导和老师给予的诸多帮助。

感谢我的同班同学张胜军、刘辉霞、陈文贵、胡卫锋、胡超、谢文照、洪秀琴、尹逊强、梁颖、王冕、刘立亚、滕朝宇、陈峰、吴健珍等，我们亲如兄弟姐妹的同窗友情，常常令他人羡慕，也令自己感动。感谢师兄刘飞跃、曾望军等给予的鼓励和帮助，我们常常能就研究中的困惑做最好的交流。感谢我的同门师兄弟师姐妹，我们一起成为邬先生桃李的一部分、一个温暖而又有力的集体。

感谢给予我极大帮助和支持的一位挚友，他对事业的执着追求与无私奉献带给我人生最可珍藏的感动，我已将最深的谢意和最真的祝福铭刻在心。

本研究得到了国家自然科学基金委员会的资助，是国家自然科学基金项目（项目批准号：71403032）的研究成果，研究还得到了教育部人文社会科学研究基金、湖南省委宣传部社科规划办、湖南省医改办、湖南省卫生经济与信息学会、湖南省各市州卫生局、各县（市）卫生局及精神卫生机构的支持和帮助，得到我的工作单位长沙学院的领导、同事及部分学生的支持，在此一并表示衷心感谢。在研究过程中参阅过许多文献，向作者们表示诚挚谢意。感谢在我研究过程中对书稿提出宝贵建议的各位专家。

本书得以顺利出版，要感谢中央编译出版社的大力支持，对为本书出版付出艰辛劳动的责任编辑和相关工作人员，致以诚挚谢意。

最后，要深深感谢我至亲至爱的家人。感谢父亲母亲给予我执着的精神，年近七旬的他们在我最需要的时候给予我最好的依靠和帮助。感谢丈夫给予我最大的理解、包容和支持，感谢儿子给予我无限的快乐和勇气，常常用稚嫩的笔画画和写信悄悄放在我的书桌上鼓励我。

这个夏季，是收获的季节，更是感恩的季节。在科学研究的路上，得到了许多我生命旅程中的贵人给予鼎力支持。唯有不忘感恩，以我与生俱来的悲悯情怀，尽我所能关注弱势群体的疾苦，以我一直崇尚的学术责任感，竭尽全力做好公共卫生问题研究。我将继续一贯的谦逊、严谨和专注，不忘初心，砥砺前行。

陈　艳

2016 年 6 月于浏阳河畔